La ciencia cerebral detrás del yoga

(Parte 2 del Libro Definitivo sobre Yoga)

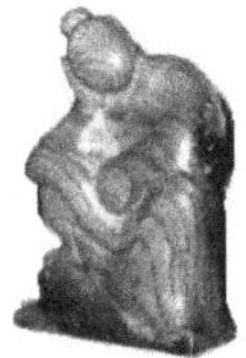

Por

Dr. King
Swami Satyapriya

http://doctor-king-online.blogspot.com

http://www.youtube.com/@Dr.King1234

Traducido por Francisca Hoces

Copyright © 2024 Dr. King

Todos los derechos reservados.

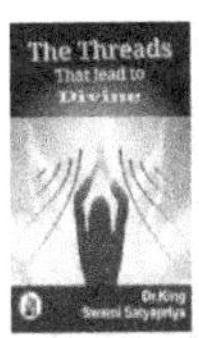

También por
Dr. King
Swami Satyapriya
Anand

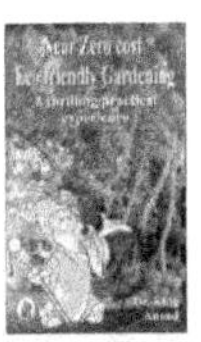

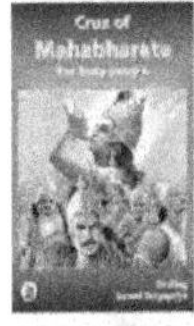
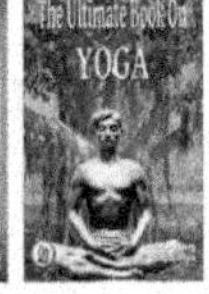
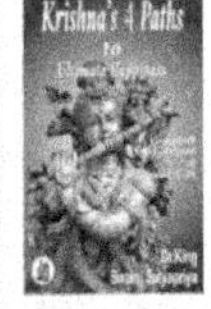
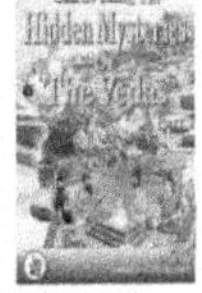
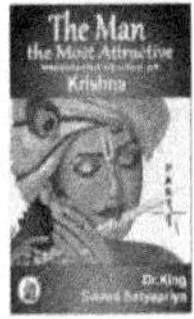

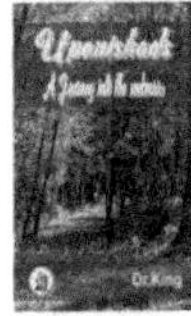
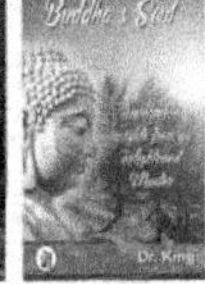
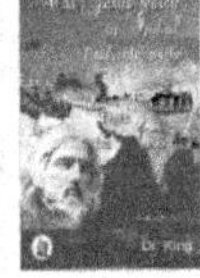
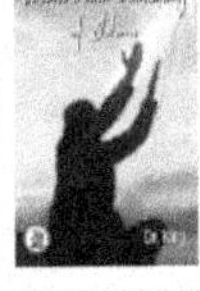
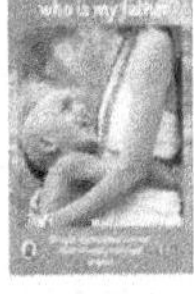

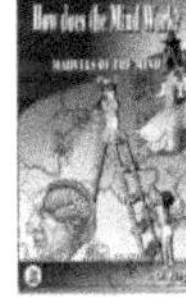
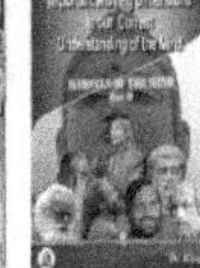
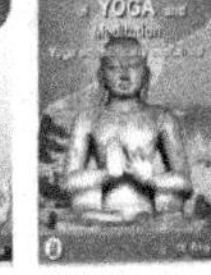
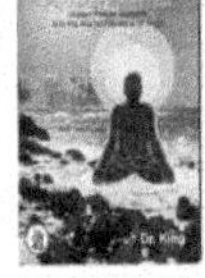
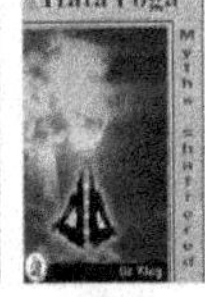

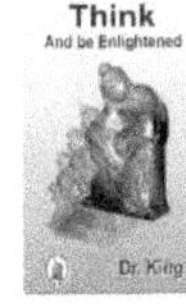
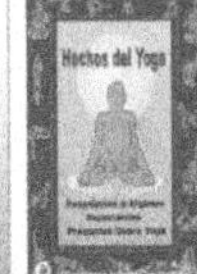
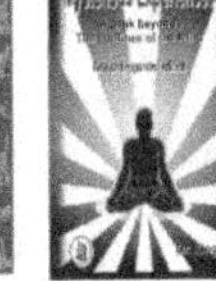
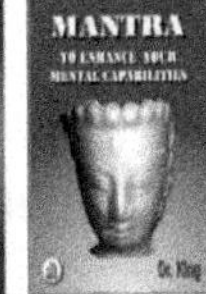
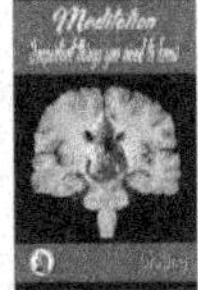

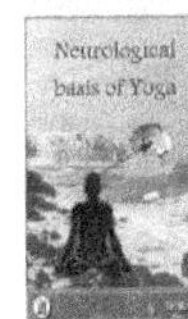
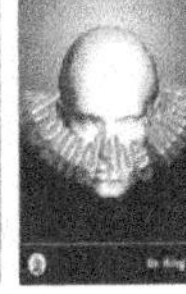
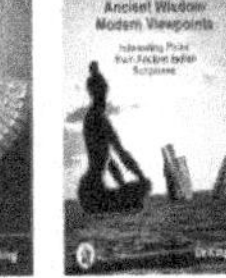
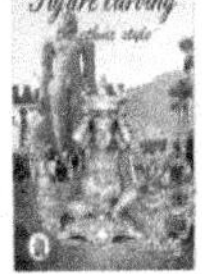
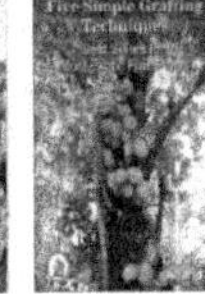

Tabla de contenidos

Contáctame **en** http://doctor-king-online.blogspot.com

Descargo de responsabilidad

Los autores no son defensores de ningún sistema de Yoga específico. La intención es reunir diversas prácticas bajo un mismo término abarcativo y explicar los principios subyacentes de manera lógica y científica para aprovechar todo el potencial del Yoga.

Cualquier comentario a la ligera sobre alguno de los profesores de yoga modernos sólo pretende distinguir los obstáculos y no mostrarles ninguna falta de respeto.

En la Parte 1, analizamos desde una mirada amplia al Yoga y examinamos la forma en que evolucionó históricamente antes de alcanzar su forma actual. Ahora continuemos nuestra conversación comenzando con una breve introducción a lo que es nuestra mente, ya que el Yoga trata básicamente con la mente.

La ciencia cerebral que ayuda a comprender el Yoga

Hoy el yoga se proyecta como si fuera un sistema completamente orientado al cuerpo. Nuestros Gurúes del Yoga hablan principalmente sobre posturas corporales y ejercicios de respiración. Estas posturas y ejercicios de respiración casi se han convertido en sinónimos de Yoga.

Pero si miramos las metas alcanzables del Yoga de esta forma, ya sea la reducción del estrés o la mejora de la salud, difícilmente existe una teoría concreta que los explique totalmente en términos corporales. Ambos efectos apuntan a la participación de la mente, que realmente contribuye a estos resultados.

No es nada sorprendente. El yoga ES un sistema orientado a la mente, como comentamos en la parte anterior. Nuestra mente influencia nuestro cuerpo. Y el Yoga manipula esta mente para lograr varias cosas. La reducción del estrés y la mejora de la salud son sólo dos de esas cosas.

Por eso, es importante que comprendamos cómo el Yoga modula la mente para lograr estos beneficios mundanos. Reducir el estrés puede parecer una colaboración obvia de la mente, pero incluso la mejora de la salud es una consecuencia de la intervención de la mente. Hablaremos de esto con mayor detalle más adelante.

Yendo más allá, el yoga también ayuda a mejorar la concentración mental. Una mayor concentración mental nos permite lograr un mayor éxito en nuestra vida.

¿Cómo contribuye la mente a muchas de nuestras metas mundanas que pueden lograrse mediante la práctica del Yoga? ¿Cuál es el papel de la mente en el Yoga? ¿Qué aspectos de nuestra mente son articulados por el Yoga?

Antes de que encontremos respuestas a todo esto, es inevitable que primero comprendamos nuestra mente. Pero la mera comprensión de la mente no responde a todas nuestras preguntas sobre el Yoga. El yoga tiene muchos más aspectos que no se pueden explicar limitándonos al cuerpo y la mente. Necesitamos ir más allá de ellos.

Primero, lo que voy a hacer en esta parte es dar una breve descripción de cómo funciona nuestra mente. Comenzaré con un breve contexto histórico de nuestro viaje hacia la comprensión de la mente.

Luego daré sugerencias sobre cómo el conocer la mente no es suficiente para apreciar todo el potencial del Yoga. Después de todo, el Yoga en su totalidad no se limita realmente a lograr una buena salud y librarse del estrés, ni a mejorar la concentración mental y lograr el éxito en el mundo. Su alcance va mucho más allá. Sólo resaltaré esta cuestión y pospondré la conversación más detallada para partes posteriores.

Empecemos primero por comprender la mente. ¿Qué es realmente la mente?

Una mirada científica a nuestra mente

La mayoría de los filósofos ven la mente como algo que siempre elude nuestro entendimiento. Ni hablar de ver la mente como algo presente en nuestro cerebro, se niegan a considerarla como una entidad física. Para ellos, la mente está más allá de la percepción y la comprensión.

No sólo son los filósofos. Hay muchas personas con formación científica que creen que la mente es algo que nunca podremos comprender por completo, sin importar nuestros avances en la ciencia moderna.

Hace poco conocí a una hipnoterapeuta. Ella es de la firme opinión de que la mente no está en nuestro cerebro. Cree que es algo más allá. Su firme convicción se basa en muchos "estudios de regresión de vidas pasadas" que ha realizado en algunos de sus pacientes.

En los estudios de regresión a vidas pasadas, uno retrocede en el tiempo hasta sus nacimientos anteriores, sometiéndose a hipnosis. Aparentemente, al hacerlo, uno puede recordar incidentes que sucedieron en su nacimiento anterior y que pueden tener repercusiones adversas en el nacimiento actual. Es parte de una terapia que tiene como objetivo enmendar problemas psicológicos que podrían haber ocurrido debido a incidentes de vidas anteriores.

Aunque es altamente controversial, muchos hipnoterapeutas creen que tales experiencias son prueba de que nuestra mente es algo que está más allá de nuestro cerebro.

Pero la mayoría de los científicos actuales han empezado a ver mente y cerebro como casi sinónimos, o al menos como dos caras de la misma moneda. Cuando está estático, es cerebro y cuando está en acción, el mismo cerebro 'aparece' como mente. O en otras palabras, dicen que la mente es 'cerebro en acción'.

Dado que el Yoga trata principalmente con la mente, al menos en las etapas iniciales, es importante saber qué es realmente esta mente. Los filósofos pueden tener sus propios puntos de vista al respecto. Pero definitivamente, la mente tiene mucho que ver con nuestro cerebro.

Conocer la mente en términos científicos es importante para que entendamos mejor el Yoga. Eso nos entregará medios para verificar muchas de las afirmaciones sobre el Yoga.

Aunque a nivel subjetivo se puede experimentar varias etapas del Yoga, es igualmente importante verificar objetivamente esas experiencias en la medida de lo posible. Eso significa que deberíamos poder sondear al menos algunas de las experiencias "yóguicas" en condiciones de laboratorio utilizando aparatos modernos.

Curiosamente, la búsqueda del conocimiento de la mente fue iniciada por los propios filósofos. En la antigua India, los filósofos idearon elaboradas teorías sobre la mente y su funcionamiento. Difícilmente contaban con algún aparato con el que pudieran validar esas teorías. Entonces, el suyo fue un enfoque muy subjetivo. Sin embargo, sí utilizaron la lógica y el razonamiento.

Pero la ciencia espera evidencia empírica sólida. Como veremos más adelante, dicha evidencia empírica tiene sus límites y la ciencia no es del todo adecuada cuando se trata de entender algunos de los aspectos del Yoga.

Sin embargo, en lugar de descartar totalmente el enfoque científico, tendremos que utilizarlo para comprender el Yoga en la medida de lo posible sin quedar atrapados en la especulación y el misticismo.

Para todo esto es necesario que uno entienda cómo funciona nuestro cerebro, ya que, para la mayoría de los propósitos, el cerebro es el frente de nuestra mente. Entonces, en esta parte, repasaré brevemente ideas relacionadas con el cerebro que nos son útiles para comprender mejor el Yoga.

En caso de que tengas curiosidad por conocer el funcionamiento del cerebro con mayor detalle de lo que aquí se trata, puedes leer mi libro "¿ Cómo funciona la mente?" en el que analizo la visión científica actual de que la mente es simplemente "el cerebro en acción".

Para los comentarios que siguen, seleccionaré sólo algunos aspectos relevantes del funcionamiento del cerebro que nos permiten conocer mejor el Yoga.

Comencemos con una perspectiva histórica de nuestro viaje hacia la comprensión de la mente.

Los primeros intentos de los griegos para conocer la mente

Tanto los antiguos indios como los antiguos griegos han reflexionado sobre la mente durante miles de años, aunque sus ideas eran en su mayoría filosóficas. Sus ideas se basaban más en sentimientos intuitivos que en evidencia empírica.

La búsqueda científica actual para conocer la mente de manera objetiva fue probablemente iniciada en el año 300 a.C. por el filósofo médico griego Praxágoras. Praxágoras fue a la vez un hombre de la medicina y filósofo.

Durante la época de Praxágoras, se asumía que el corazón era la base de la mente. Debemos tener en cuenta que en aquella época no existía ninguno de los aparatos que tenemos hoy. Tampoco se tenía ningún conocimiento profundo sobre la anatomía humana.

Irónicamente, incluso hoy en día seguimos haciendo veladas referencias al corazón cuando hablamos de sentimientos, emociones, etc., aunque nuestra opinión científica actual es que pertenecen al cerebro.

Amamos 'de todo corazón' a una persona, ofrecemos 'condolencias de todo corazón' a una persona fallecida y, a veces, ¡no tenemos 'corazón para lastimar a alguien'!

¡Nuestro amigo griego Praxágoras buscaba la mente en el corazón! ¡Pero no la encontró allí! Lo que encontró fueron algunas estructuras en forma de tubos que hoy conocemos como vasos sanguíneos: arterias y venas.

Praxágoras pudo identificar la diferencia entre arterias y venas. Pero como sólo trabajaba con cadáveres, observó que las venas de un cadáver contenían sangre, mientras que encontró que las arterias estaban vacías. Dedujo que cuando el cuerpo está vivo, las arterias deben transportar alguna sustancia distinta de la sangre.

Al igual que los antiguos indios, los antiguos griegos también creían que existe una sustancia llamada *pneuma* que mantenía vivo el cuerpo. Los antiguos indios lo llamaban *Prana*. Esto estaba relacionado con el aire que respiramos. Cuando el cuerpo moría, se pensaba que perdería su pneuma o prana.

Praxágoras pensaba que las arterias transportaban el Pneuma desde el corazón a otras partes del cuerpo para mantenerlo vivo. Y que cuando la persona muere, este pneuma deja de fluir.

El pobre se detuvo en el corazón. ¡Si hubiera subido un poco, habría encontrado la verdadera mente! ☺

Probablemente ese descubrimiento estaba reservado para dos más de sus sucesores, a saber, Herófilo y Erasístrato.

Herófilo y Erasístrato eran cirujanos en Alejandría, Egipto. El gobernante local les dio permiso para viviseccionar a los prisioneros con el fin de estudiar el funcionamiento del cuerpo vivo. A diferencia de la disección, donde normalmente se abren cadáveres, en la vivisección se abre un cuerpo vivo para estudiar su funcionamiento interno.

Ciertamente que fue inhumano. Pero bueno, ayudó a estos dos cirujanos a lograr algunos avances en la comprensión de la mente, algo de lo que su predecesor Praxágoras se perdió.

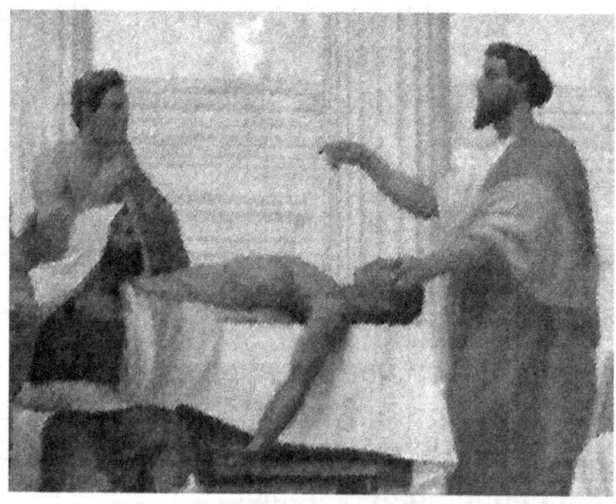

Figura 1. Los primeros experimentos de los antiguos griegos para comprender la Mente

Herófilo y Erasístrato pudieron distinguir claramente los sistemas de arterias y venas del sistema nervioso y establecer que el sistema nervioso estaba centrado en el cerebro y no en el corazón.

Incluso fueron capaces de distinguir entre vías nerviosas sensoriales y motoras: las vías a través de las cuales las contribuciones de los sentidos se transportan al cerebro y aquellas que transportan las órdenes del cerebro para lograr la acción física.

Sin embargo, ¡todavía sostenían que las arterias transportan pneuma desde el corazón al resto del cuerpo! De hecho, Erasístrato argumentó que las arterias distribuyen un " pneuma vital" responsable de funciones biológicas básicas como el metabolismo; y que los nervios distribuyen lo que él llamó "pneuma psíquico", que se pensaba que era responsable de las funciones mentales.

Así, la ubicación de la mente pasó gradualmente del corazón al cerebro. Mucho más tarde, a mediados del siglo XIX, los médicos intentaron correlacionar varias funciones mentales con el funcionamiento del cerebro.

Entre ellos se destacó el trabajo de Broca y Wernicke, quienes pudieron mapear funciones como la producción del habla y la comprensión con ciertas regiones de nuestro cerebro. En aquella época no tenían dispositivos para examinar un cerebro vivo. Pero llegaron a sus hallazgos simplemente observando a sus pacientes que habían desarrollado extrañas discapacidades después de una cirugía cerebral.

Gradualmente, la ciencia progresó. Se inventaron muchas formas nuevas de monitorear la función del cerebro. Estos nuevos dispositivos nos permitieron comprender el cerebro con bastante detalle.

El primero de estos aparatos fue probablemente la electroencefalografía (EEG), inventada en 1924. Un escáner EEG mide las débiles señales eléctricas que emanan de nuestro cerebro ubicando electrodos al exterior de nuestro cráneo.

Luego vinieron los escáneres de tomografía por emisión de positrones (TEP). En este método se inyecta al paciente una sustancia radiactiva. Estos escáneres TEP miden la radiación emitida por esta sustancia a medida que llega a diferentes partes del cerebro a través del flujo sanguíneo.

Muy recientemente, es decir, a principios de los años 1980, se inventaron los escáneres de imágenes por resonancia magnética (RMI). Estos escáneres pueden repasar los acontecimientos internos de nuestro cerebro con gran detalle, utilizando la técnica de resonancia magnética.

Otras innovaciones condujeron a los escáneres de resonancia magnética funcional (RMf), que pueden capturar un video del funcionamiento interno de nuestro cerebro a nivel macroscópico.

Equipados con estos nuevos dispositivos, los científicos ahora pueden relacionar varias funciones que se supone son mentales con el funcionamiento del cerebro. Eso fortaleció su convicción de que la mente no es más que el cerebro en acción. Muchas ideas filosóficas anteriores sobre la mente fueron descartadas gradualmente.

¡Una maravilla biológica llamada cerebro!

El cerebro es una parte tan compleja de nuestro cuerpo que se necesita un libro detallado para entenderlo completamente. Eso es lo que he intentado hacer en mi libro "¿ Cómo funciona la mente? ". Pero aún así, lo que he presentado en ese libro es sólo la punta del iceberg, por así decirlo.

Estamos lejos de comprender nuestro cerebro por completo. ¡Supongo que nunca podremos entenderlo completamente, ya que no tenemos su 'manual del fabricante'!

¡No se puede abrir un chip de computadora para entender cómo funciona! ¿O se puede? Para comprender una computadora, primero es necesario estudiar la filosofía básica de diseño de una computadora digital.

En jerga informática, primero es necesario comprender el álgebra booleana, los autómatas finitos, la máquina de Turing, etc. En lo que respecta a nuestro cerebro, no tenemos una idea clara de cómo evolucionó durante millones de años y cuáles fueron sus reglas de diseño.

Pero se han logrado muchos avances durante poco más que el último siglo. Nuevos dispositivos como los escáneres de resonancia magnética y los simuladores asistidos por computadora han acelerado nuestra exploración para comprender esta entidad tan maravillosa y compleja.

Sin embargo, estos aparatos, en el mejor de los casos, nos ofrecen una "enfoque caja negra" del funcionamiento del cerebro. Todavía no somos capaces de comprender los verdaderos acontecimientos internos en cada parte del cerebro. Por el momento, muchos minuciosos detalles se les escapan incluso a estos sofisticados dispositivos.

Por eso, los científicos han comenzado a recurrir a la ayuda de potentes ordenadores para "adivinar" qué puede estar sucediendo dentro de las diferentes regiones del cerebro.

Ellos hacen una "simulación" de las partes del cerebro humano usando una computadora y las estudian en diferentes condiciones. Crean un modelo informático del cerebro que casi se "comporta" como el cerebro. Lo que suelen hacer es algo como esto.

1. Realización de algunas observaciones sobre el funcionamiento general de alguna parte del cerebro. Se estudia cómo responde a un conjunto de estímulos.
2. Elaboración de una conjetura informada sobre cómo funciona esa parte internamente. Se construye una teoría que explique la posible forma de funcionamiento.
3. Construcción de un 'modelo de computadora' de esta parte basado en esa teoría. Este modelo informático puede incluir expresiones matemáticas que capturen diversos aspectos

del modelo y/o detalles paso a paso del funcionamiento de la pieza.

4. Implementación de este modelo en una computadora. Implementación significa escribir un programa de computadora que imite el funcionamiento de un sistema físico. Estos programas se denominan simuladores.
5. Prueba de este modelo computarizado a través de un conjunto de estímulos (en realidad, los análogos computarizados de los estímulos) que se usaron para estudiar la parte bajo observación.
6. Ver si el modelo responde de la misma manera que la parte bajo observación. Este proceso se llama simulación por computadora.
7. Si la simulación tiene éxito (es decir, si las respuestas coinciden), suposición de que la teoría es correcta.
8. Aceptación de la teoría como explicación correcta sobre el funcionamiento de la pieza a menos que se demuestre lo contrario más tarde.
9. Cuando se demuestra que está en un error, refinar el modelo o rechazarlo por completo y trabajar en un modelo nuevo.
10. Es de esperar que la repetición cíclica de este proceso nos haga avanzar en nuestra comprensión de la mente.

Ésta es la forma en que los científicos modernos intentan comprender el funcionamiento del cerebro en sus refinados detalles, aquellos detalles que no son visibles para nuestros aparatos actuales.

Una vez dicho esto, ¿de qué está hecho exactamente un cerebro?

Simplificando exageradamente, el cerebro es principalmente un conjunto de miles de millones de células especializadas llamadas *neuronas*. Estas neuronas son como los transistores de una computadora. Son los "bloques de construcción fundamentales" .

Estas neuronas están interconectadas entre sí mediante lo que se llaman *dendritas* y *axones*. Son como cables que conectan dos transistores en una computadora. O como las líneas de conexión dentro de un chip de computadora.

Al igual que en nuestros ordenadores, también estas neuronas "se comunican" entre sí a través de estos cables de conexión enviando o recibiendo señales eléctricas.

Pero a diferencia de la computadora, estas interconexiones pueden cambiar con el tiempo. La forma en que estas neuronas están conectadas entre sí se puede modificar con el tiempo. No sólo eso, sino que también se pueden formar nuevos cables de conexión cuando sea necesario.

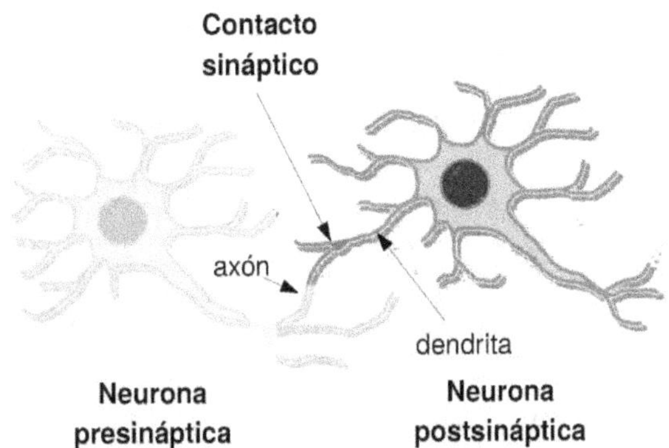

Figura 2. Neuronas: componentes básicos del cerebro

Estas neuronas trabajan juntas para permitirnos recordar cosas, ver, oír, oler, saborear y tocar también. Ellas son los responsables de todos nuestros actos, tanto 'intelectuales' como 'mecánicos'.

Mientras lees lo que estoy explicando ahora, millones de neuronas están ocupadas coordinándose entre sí para ayudarte a leer, comprender, recordar, reflexionar, etc. ¡Sin que lo sepas, trabajan de forma silenciosa de una manera orquestada indudablemente para hacer que tu "mente" funcione!

En el lenguaje común, estas neuronas se llaman "materia gris" en nuestro cerebro y los cables que las conectan se llaman "materia blanca". Por eso es que se menosprecia a la persona tonta como que carece de materia gris. Pero sólo la materia gris no puede hacer mucho. También necesitamos a la materia blanca.

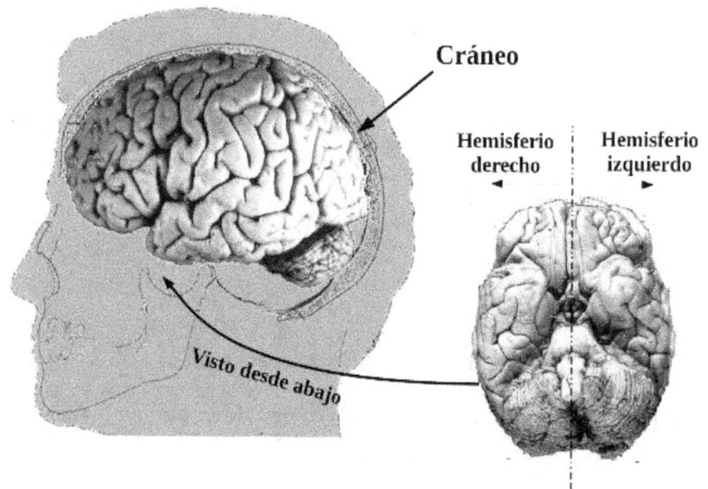

Figura 3. Cerebro: dos vistas

Las neuronas conectadas pueden activarse entre sí enviando señales eléctricas a través de las interconexiones. ¡Incluso se pueden disuadir mutuamente enviando señales negativas!

Otro aspecto interesante de estas conexiones es que sus puntos fuertes pueden aumentar o disminuir con el tiempo. Ésta es la razón por la que paulatinamente tiendes a olvidar cosas. Esto se debe a que las conexiones que se establecieron para hacerte recordar se debilitan gradualmente con el tiempo.

No sólo importa la conexión, sino también la "fuerza" de esta conexión. Una conexión con mayor fuerza puede ser más eficaz para estimular o amortiguar otra neurona a la que está conectada.

Hay muchas maneras de alterar esta resistencia en la conexión. ¡Este cambio dinámico de fuerzas es la forma que tiene la naturaleza de "recordar lo esencial" y "olvidar las cosas inútiles"!

¡Imagínate si no pudieras olvidar nada en absoluto! No sólo tu vida sería desgraciada, sino que también tu mente estaría llena de basura sin espacio para nada nuevo 😊

¿Cómo se producen estas neuronas?
La mayoría de ellas se producen incluso antes de que nazcamos. Entonces, ¡venimos a este mundo con el cerebro lleno de neuronas!

Hasta hace poco se creía que después del nacimiento no se producían nuevas neuronas. Pero ahora los científicos han descubierto que, bajo ciertas condiciones, se pueden producir nuevas neuronas en cualquier etapa de nuestra vida, aunque la mayoría de las neuronas "originales" son las que llevan la batuta.

A medida que envejecemos, muchas de estas neuronas mueren gradualmente. Ésa es la razón por la que tendemos a ser cada vez menos ágiles a medida que envejecemos. En casos extremos, la muerte prematura puede provocar enfermedades debilitantes como la enfermedad de Alzheimer.

Algunas de las neuronas están preconectadas antes de que nazcamos y realizan funciones como ver, oír, saborear, oler, sentir el tacto, hablar, comprender el habla, etc. Son como circuitos integrados en una computadora: circuitos especializados que están precableados y casi permanecen permanentes.

Si crees que es tu ojo el que mira, estás equivocado. Los ojos simplemente capturan las imágenes y las envían al cerebro. Y una batería de neuronas, dedicadas a esa función, procesa esas imágenes y nos da nuestra percepción de la visión. Entonces, ¡es nuestro cerebro o más bien nuestra mente la que realmente ve! Así pasa también con todas nuestras otras funciones sensoriales.

Pero hay muchas neuronas que no están asignadas a ninguna de estas funciones. Todavía están conectadas a través de conexiones "débiles". La fuerza de estas conexiones aumenta con el tiempo para permitirnos recordar cosas, realizar acciones y, lo más importante, hacernos pensar.

Si le creyéramos a estos científicos, cualquier cosa que hagamos, en última instancia, apunta a algún conjunto de neuronas trabajando en algún lugar del cerebro. ¡ Y pensamos que 'nosotros' pensamos!

Esto nos lleva a la pregunta: ¿cómo pensamos?

¿Qué es el pensamiento?

Probablemente hayas notado que nuestros pensamientos a menudo están influenciados por nuestras experiencias y recuerdos pasados. ¡Un Gurú de los últimos tiempos incluso llega al extremo de descartar los pensamientos como si fueran sólo un revoltijo de recuerdos y nada más!

Eso no es así. Si los pensamientos fueran simplemente una mezcla de recuerdos, entonces no habría existido nada parecido al descubrimiento, o, para este caso, a la creatividad.

Pensamos en cosas que nunca antes habíamos experimentado. Un artista o un escritor crea un mundo completamente nuevo que nunca antes se había visto.

Sí, los pensamientos están influenciados por nuestros recuerdos o el estado de nuestra mente. Pero no son sólo una sopa de recuerdos.

Todos sabemos que a veces pensamos. Algunas personas toman la existencia de pensamientos como un indicador de que mente y cerebro no son lo mismo. Se preguntan si es objetivamente posible demostrar que nuestros pensamientos se generan en nuestro cerebro.

Dado que nuestra hipótesis ha sido que mente y cerebro son sinónimos, ¿podemos correlacionar nuestros pensamientos con lo que sucede dentro de nuestro cerebro?

Los científicos hicieron exactamente eso. Monitorearon la actividad cerebral mediante escáneres de resonancia magnética.

Cuando una persona no toma parte en ninguna percepción sensorial, ni en ninguna acción física, se espera que la actividad cerebral disminuya.

Pero lo que observaron los científicos fue que el cerebro todavía estaba activo como si estuviera ocupado haciendo algo. Diferentes regiones del cerebro estaban activas simultáneamente con nuevas vías configuradas dinámicamente entre estas regiones.

Sin embargo, extrañamente, toda esta actividad disminuyó cuando la persona comenzó a realizar alguna acción física o a tener alguna percepción sensorial, ¡sólo para reanudarse cuando la persona no estaba realizando ninguna de esas acciones!

Los científicos sospecharon que estas actividades se deben a pensamientos que ocurrían dentro del cerebro del individuo cuando no estaba involucrado en ninguna otra actividad externa.

Obviamente, eso es lo que haces cuando estás ocioso: ¡el ocio es la madre de todos los vicios! ¡El demonio mental surge en el momento en que tiene la oportunidad!

Pero cuando no hay información externa, ni acción física, ¿qué impulsa estas actividades en varias regiones de nuestro cerebro? Después de todo, las neuronas de esas regiones no empezarían a funcionar por sí solas. Necesitan algún desencadenante.

Un solo desencadenante no es suficiente. Esta actividad debe mantenerse sostenidamente, activándolas una y otra vez.

Los científicos saben que incluso una neurona inactiva puede entrar en acción cuando se encuentra en la "cercanía" de otra neurona activa que está conectada a ella, aunque sea por una conexión "débil".

Aunque estas dos neuronas no forman parte de ninguna función cerebral, el simple hecho de estar conectadas puede inducir actividad en la neurona que de otro modo estaría inactiva como resultado de lo que se denomina "neurotransmisión retrógrada".

Normalmente, una neurona activa induce a otra neurona que le sigue. Pero lo que también puede suceder es que una neurona activa pueda inducir a una neurona inactiva que la precede. Después de un tiempo, incluso esta neurona inactiva se vuelve activa.

Pero esta nueva actividad debe mantenerse sostenida. De lo contrario, se enfría gradualmente. Si esta actividad se mantiene, a su vez activa varias otras neuronas conectadas a ella y el proceso continúa.

Si permanecen en condiciones favorables, con el tiempo se pueden formar grupos de neuronas activas que hasta ahora estaban inactivas. El requisito es

1. Presencia de neuronas activas en las proximidades.
2. Algo que mantenga sustentada la nueva actividad.

Éste parece ser el mecanismo para la formación de pensamientos. Se forman debido a la actividad de neuronas cercanas que codifican algunos recuerdos. Y se mantienen cuando les prestamos atención.

Pero lo que realmente se forma puede ser bastante diferente de lo que lo causó, ya que el grupo de neuronas activas recién formado es el resultado de una interacción compleja entre varios otros grupos de neuronas previamente activas.

Entonces, sí, los pensamientos están influenciados por nuestros recuerdos, pero no son meras réplicas de ellos. Eso no tiene ningún sentido, ni jamás se vivencia así.

Los recuerdos son sólo un punto de partida. Y lo que finalmente surge es el resultado de una compleja interacción entre varios recuerdos y experiencias. De lo contrario no habría existido un Shakespeare o un Einstein. Todos hubiésemos pensado lo mismo. ¡Eso habría constituido un mundo soso!

Aunque todavía no hemos progresado hasta el punto de decodificar los grupos de pensamientos o, de hecho, identificar pensamientos individuales, sí sabemos que nuestros pensamientos ocurren en nuestro cerebro.

En esta medida, sabemos que es nuestro cerebro el que piensa. Dado que el acto de pensar está estrechamente asociado con la mente, podemos estar de acuerdo con la hipótesis científica de que cerebro y mente son sinónimos.

Pero ¿qué pasa con nuestra conciencia? Ésta es una zona gris muy usada por nuestros Gurús modernos para decir que la mente es algo muy misterioso. Hablan de conciencia, subconsciencia, superconciencia, conciencia cósmica, ¡y cuánto más! Pero nunca definen ninguno de ellos.

Sin embargo, ¿puede la ciencia al menos explicar qué es la conciencia, tal como comúnmente entendemos ese término? Si es posible, entonces estaremos un paso más cerca de equiparar la mente y el cerebro.

¿Estás consciente?

Sé que suena un poco absurdo hacer esa pregunta. ¡Es como preguntarle a alguien si está dormido! Si no estás consciente, no hay manera de que puedas responder mi pregunta.

Pero espera un minuto. ¿Nunca has notado el hecho de que hay ocasiones en las que estás profundamente absorto en tus pensamientos y no te importa un pepino incluso si un león viene y se para frente a ti? ¿Estabas consciente en ese momento?

Entonces, conciencia es una palabra un poco engañosa. Cuando un cirujano te pone bajo anestesia general, pierdes el conocimiento. Incluso si el cirujano corta y abre tu cuerpo, no reaccionas en absoluto.

La conciencia puede ser principalmente de dos tipos. Podría significar que estás preparado para reaccionar ante un estímulo externo, o podría significar que eres consciente de algo.

Cuando estás bajo anestesia, no respondes a ningún estímulo. Entonces estás inconsciente. Cuando estás perdido en tus pensamientos, entonces no estás prestando atención a lo que sucede a tu alrededor. Eres consciente, pero no "consciente de" cualquier cosa que esté sucediendo, aparte de tus pensamientos. ¿Entiendes lo que quiero decir?

Pero los filósofos hablan de la conciencia como una experiencia "subjetiva" que nunca puede explicarse en términos de los sucesos que ocurren en el cerebro. A estas personas se les llama dualistas y creen que hay algo más además de la materia (o el cerebro) que nos proporciona nuestras experiencias.

Durante bastante tiempo, este concepto de conciencia fue la manzana de la discordia entre los científicos que creen que todo puede explicarse en términos del cerebro y aquellos que insisten en que hay "algo más" además del cerebro.

Hasta hace poco, los científicos no podían explicar algunas de las experiencias más simples de nuestro día a día en términos de cómo funciona dentro del cerebro.

Tomemos, por ejemplo, lo que sucede cuando miras un árbol. En una fracción de segundo identificas el árbol como un árbol de níspero[1], aunque no todos los árboles de níspero son idénticos.

No hay forma de que nuestro cerebro pueda almacenar las imágenes de todos los nísperos para unirlas e identificarlas. Incluso el mismo árbol puede cambiar con el tiempo.

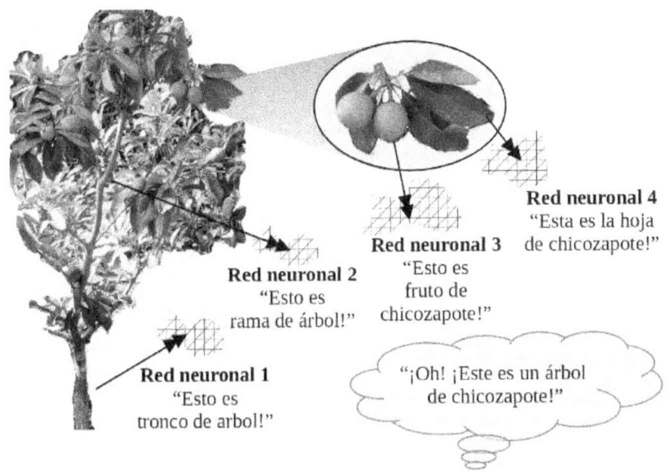

Figura 4. Rompecabezas de la conciencia

Cuando miras cualquier objeto, diferentes regiones de nuestro cerebro trabajan sobre distintas partes del objeto tratando de identificar una característica específica.

Por ejemplo, cuando miras un árbol de níspero, algunas redes de neuronas se enfocan en las hojas y las identifican como las del árbol de níspero. Algunas otras se centran en las frutas y las identifican como frutos de níspero. Otras pueden identificar las ramas y el tronco, etc. No existe un grupo único de neuronas que identifique todo el árbol como árbol del níspero.

¡Pero la experiencia consciente que obtienes no es la de una colección de hojas, frutos, ramas, troncos, etc., sino la de un árbol de níspero unificado!

¿Quién reúne toda esta información para darte la idea de que efectivamente se trata de un árbol de níspero? Si se mira dentro del cerebro, no hay una sola región que recopile toda esta información y construya una imagen de un árbol de níspero.

Además, cada una de estas redes de neuronas podría atribuirse a varias áreas de memoria que almacenan información sobre la estructura de la hoja de níspero, la apariencia de los frutos, las ramas, etc.

Básicamente, la información se podría esparcir en varias partes del cerebro y no estar en un solo lugar. No es posible trazar un camino permanente hacia todas estas regiones, ya que podemos mirar diferentes cosas en diferentes momentos y mantener una conectividad permanente es casi imposible.

Sin esa vía de conexión, estas redes de neuronas no pueden comunicarse entre sí. Tampoco pueden acceder a las diversas áreas de memoria que almacenan la información requerida por estas redes.

En ese caso, ¿cómo funciona realmente esta experiencia consciente colectiva en el cerebro? Esto fue lo que desconcertó a los científicos durante bastante tiempo.

Se propusieron varias teorías. Una teoría interesante entre ellas fue la "teoría del espacio de trabajo global" propuesta por Bernard Baars a finales de los años 1980.

Muy concisamente, trata de que nuestro cerebro establece dinámicamente vías de comunicación entre varias regiones del cerebro a medida que surge una necesidad, para permitir que áreas que de otro modo estarían separadas se comuniquen.

Estas vías están configuradas por redes neuronales especiales en la estructura del mesencéfalo llamada tálamo. La demanda de establecer una conexión tan dinámica proviene de aquellas regiones que quieren hablar entre sí o cuando el cerebro presta atención a algún objeto, por ejemplo, un árbol de níspero.

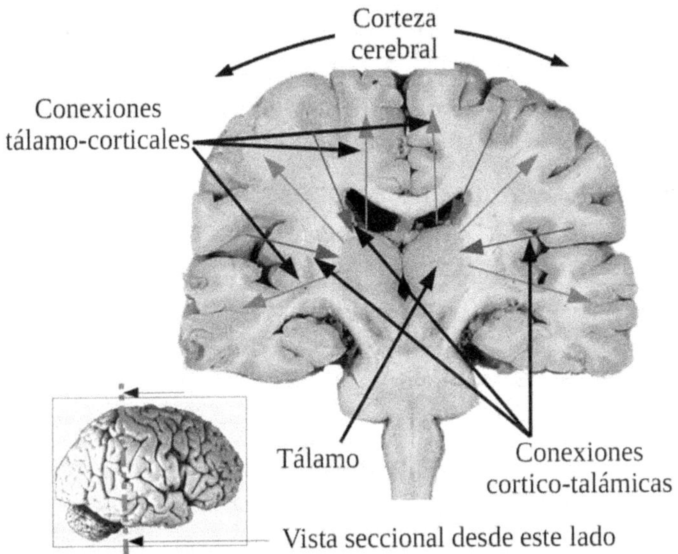

Figura 5. Papel del tálamo en la conciencia.

Para permitir esta conectividad dinámica, existen conexiones bidireccionales entre varias partes del cerebro y el tálamo. Además, existen capas de neuronas llamadas neuronas de relevo que hacen posible la comunicación.

Entonces, cuando se establece la conexión, los desarticulados trozos de información procesados por diferentes regiones del cerebro se reúnen y pasan a la memoria, o se utilizan en los sistemas que producen el habla para expresar la experiencia de que vimos un árbol de níspero.

No se crea ninguna imagen del árbol completo en ninguna parte, sino que sólo se comparten las inferencias para dar una experiencia consciente.

Cuando estuviste perdido en tus pensamientos y de repente un león vino y se paró frente a ti, tus ojos habrán visto al león, algunas regiones del cerebro incluso podrán haberlo identificado parcialmente, pero aún no estabas consciente.

Esto se debe a que no estabas prestando atención a las regiones del cerebro que identificaban al león. No estabas prestando atención porque el tálamo estaba completamente ocupado por los pensamientos que estaban sucediendo. No se han podido establecer las conexiones necesarias y, por tanto, ¡no se puede ser consciente del peligro!

Así explican objetivamente los científicos la experiencia consciente.

Pero, como siempre, los filósofos no están de acuerdo. Se apegan a su idea de división subjetivo/objetivo.

Y nuestros autoproclamados Gurús espirituales lo utilizan para hacer que sus misteriosas teorías sean aún más desconcertantes. Continúan hablando de conciencia, superconciencia, conciencia universal, etc., sin definir ninguna de ellas. Esa es la ventaja de ser Gurú 😊

Pero los científicos no pueden dar respuestas tan sencillas a las preguntas. No sólo necesitan definir cada concepto, sino también dar pruebas lo que sea que digan.

A través de la teoría del espacio de trabajo global, los científicos parecen haber explicado la conciencia hasta cierto punto.

Pero hay otras cosas en nuestra mente que son igualmente desconcertantes. Los científicos tendrían que mapear incluso dichos fenómenos en el cerebro si quieren aceptar como verdadera su suposición de que la mente es simplemente "el cerebro en acción".

A menudo pensamos que lo que realmente nos diferencia de las cosas inanimadas es el "libre albedrío" que se supone que debemos tener.

Un objeto inanimado como un ventilador, por ejemplo, puede arrancar, detenerse, funcionar lentamente o muy rápido. Pero no puede hacerlo por sí solo sino sólo cuando lo encendemos o apagamos, o cuando ajustamos el regulador. Esto se debe a que el ventilador no está vivo, aunque puede moverse. No tiene "voluntad" propia. Simplemente hace lo que queremos que haga.

Básicamente, cuando algo no tiene libre albedrío, simplemente opera estrictamente bajo la regla de causa y efecto. Es decir, está sujeto a la causalidad.

No es así en nuestro caso. ¡Somos capaces de hacer algo, aparentemente sin causa alguna! Sólo porque 'queremos' hacerlo.

Pero nuestro cerebro, por muy sofisticado que sea, sigue siendo un dispositivo mecanicista totalmente ligado a la causalidad. Las neuronas no pueden tener "libre albedrío" propio. Simplemente se disparan cuando se activan y no de otra manera. Son como interruptores.

¿No demuestra esto que tenemos una "mente" propia que es diferente de nuestro cerebro? Y esta mente puede operar fuera del marco de la causalidad, a diferencia de nuestro cerebro. Entonces, ¡el cerebro NO es mente!

¿Cómo responden los científicos a esta contestación?

¿Realmente tenemos libre albedrío?

Algunos científicos niegan esta suposición de que tenemos una voluntad propia que nos permite ir más allá de la causalidad. ¡Dicen que incluso este 'llamado libre albedrío' no es libre después de todo!

Allá por la década de 1980, Benjamin Libet y sus colaboradores realizaron algunos experimentos para saber más sobre el funcionamiento de nuestro cerebro.

Muchos científicos han interpretado el resultado de estos experimentos como la confirmación de que no existe el "libre albedrío".

Cada vez que decidimos realizar cualquier acción física, ciertas regiones de nuestro cerebro se preparan para esa acción con mucha antelación. Esta preparación está indicada por cierta actividad eléctrica en esas regiones. Esto se llama "potencial de preparación". Esta actividad eléctrica se puede medir desde fuera del cráneo.

Lo que hizo Libet fue pedir a algunos voluntarios que presionaran un botón que tenían frente a ellos. Podían presionar el botón cuando quisieran, sin ninguna causa real, es decir, totalmente por libre albedrío. Pero justo antes de que decidieran presionar el botón, se les pidió que anotaran la hora mirando un reloj especial.

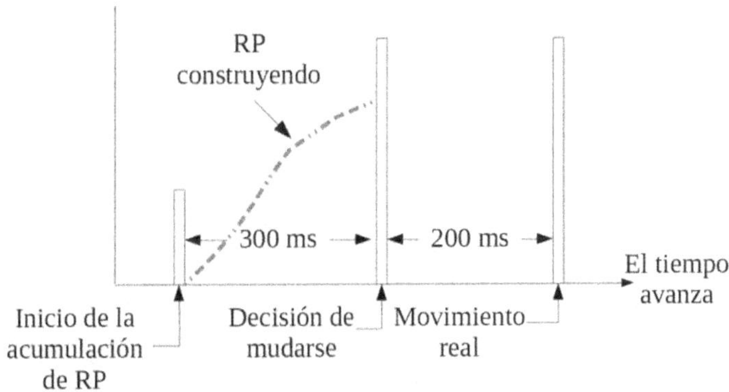

Figura 6. Interesantes observaciones de Libet sobre el "libre albedrío"

Libet siguió monitoreando el cerebro para detectar el potencial de preparación. Cuando alguien decide presionar el botón, las regiones cerebrales correspondientes comienzan a prepararse para la acción. Y esta preparación está indicada por el potencial de preparación. Idealmente, este potencial de preparación debería comenzar a aumentar sólo después de que el voluntario haya decidido presionar el botón.

Lo que sorprendió a Libet y su equipo fue que el potencial de preparación comenzó a aumentar mucho antes de que el voluntario tomara la decisión. Eso significa que el cerebro se estaba preparando para la acción incluso antes de que el voluntario decidiera presionar el botón.

Esto podría implicar que el hecho de que el voluntario presionara el botón estaba predeterminado por el cerebro o lo estaba anticipando.

¡Eso significa que, después de todo, el voluntario no presionó el botón ejerciendo su 'libre albedrío'! ¡Fue decidido de antemano y el llamado 'libre albedrío' no es realmente libre!

Esto lleva a la conclusión de que el voluntario decidió presionar el botón porque el cerebro lo impulsó y no por sí solo. Hubo una causa para su acción y por lo tanto no fue el libre albedrío.

Pero, ¿qué propulsó al cerebro a entrar en acción? ¿Fue un fenómeno aleatorio o fue "premeditado"? ¿Premeditado por qué o por quién?

Hubo mucha controversia acerca de estos experimentos. Cada grupo contendiente dio su propia explicación sobre esta extraña observación. Algunos incluso ridiculizaron estas conclusiones llamándolas "teología neuronal".

Las conclusiones quedaron abiertas. Pero la mayoría de los científicos pemanecen firmes en su opinión de que no existe el "libre albedrío".

Un científico llegó incluso a predecir que tarde o temprano se demostrará que tampoco existe un alma que pueda elegir libremente.

¡Es cerebro y sólo el cerebro lo que existe! Ése fue el último clavo para sepultar la teoría del alma.

¡¡¡Pero qué motiva a este cerebro a hacer lo que sea que haga!!!

¿Tiene la ciencia alguna respuesta?

¡El mundo no se acaba con la ciencia!

Hay muchas cosas acerca de nuestra existencia individual que no pueden explicarse científicamente. Un enfoque es simplemente negarlas diciendo que tales cosas no existen. Es como cerrar los ojos y decir que nada existe ☺.

Hay una larga lista de asuntos a los que la mayoría de nosotros estamos acostumbrados y que entran en esta categoría de "científicamente inexplicables". Seguimos refiriéndonos a nosotros mismos como "yo". Lo que corresponde a esta cosa llamada 'yo'. A la mayoría de nosotros no nos gusta aceptar que se trata sólo del cuerpo. ¡El cuerpo es 'nuestro cuerpo' y no 'nosotros'!

La ciencia definitivamente nos ayuda a progresar de alguna manera. Pero la ciencia no lo es todo. No tiene respuestas a todas nuestras preguntas. ¡Probablemente ni siquiera sea capaz de responderlas!

Más adelante, hablaremos de estudios realizados por algunos científicos que casi prueban que hay cosas más allá del cuerpo y la mente con las que la ciencia se puede manejar hasta cierto punto. Una inferencia a la que se puede llegar de esos estudios es que no somos sólo cuerpo y mente. La existencia de un alma es una gran posibilidad.

Muchos científicos se burlan de la idea del alma. Pero el hecho es que la inexistencia del alma nunca se ha probado científicamente. Por otro lado, aceptar el concepto de alma puede ayudarnos a comprender muchas cosas de nuestra vida. La ciencia aún no ha dicho nada sobre esos aspectos.

Al menos, el Yoga cree firmemente en conceptos como "libre albedrío", "principio del yo" y, lo más importante, el alma. El alma es el aspecto subjetivo de nuestra existencia que no puede ser explicado por nuestra ciencia actual que se ocupa sólo de cosas objetivas.

Probar la existencia del alma podría requerir una renovación completa de nuestra noción actual de ciencia.

Si bien estamos lejos de un cambio tan drástico en la ciencia, la única opción que nos queda es asumir que conceptos como "libre albedrío", "principio del yo", "alma", etc., son reales. Esto puede ayudarnos a comprender mejor varias cosas que nuestra ciencia actual no puede aclarar.

Eso no significa que tengamos que descartar totalmente la ciencia. Necesitamos ceñirnos al enfoque científico en la medida de lo posible. Y estar abiertos a respuestas en otras disciplinas, principalmente la filosofía. Muchas filosofías antiguas tienen mucho que ofrecer en esa dirección. Pero debemos adoptar un enfoque prudente.

La actitud correcta ante un sistema de pensamiento antiguo

Normalmente tendemos a menospreciar los pensamientos antiguos por considerarlos poco científicos y especulativos. Suponemos que la inteligencia humana ha evolucionado a lo largo de los años debido a una mejor disciplina científica.

Es cierto hasta cierto punto. Pero se puede caer en un error al generalizar. En lugar de dejar de lado estos puntos de vista filosóficos antiguos como meros productos de la mente primitiva, un análisis detenido de algunas de las afirmaciones hechas por estas filosofías puede ayudarnos a encontrar respuestas a las preguntas que nuestra ciencia actual no es capaz de proporcionar. Sin embargo, para lograrlo, debemos tener una actitud adecuada hacia estas filosofías antiguas.

Normalmente evaluamos un "sistema de pensamiento" en términos de nuestros estándares científicos actuales. La ciencia normalmente se ocupa de cosas que pueden percibirse y verificarse a través de nuestros sentidos. Esto es natural ya que nuestro "mundo" se limita a lo que perciben nuestros sentidos. La ciencia admite tácitamente que su alcance se limita al "mundo perceptible".

La ciencia insiste en la objetividad. Insiste en la validación experimental utilizando un enfoque totalmente objetivo. No da lugar a la subjetividad. Pero, ¿no nos estamos restringiendo demasiado al apegarnos estrictamente a estos límites de la ciencia?

Supongamos que existe alguna mente que está más allá del cerebro. Supongamos también que es imperceptible como proponen los budistas, o no material como lo implican los estudios realizados por científicos como el Dr. Stevenson y otros. No hay forma de que nuestra ciencia actual pueda reconocer una mente así. Por lo tanto, casi siempre descartamos estos puntos de vista por considerarlos poco científicos y que no merecen investigación.

Es interesante cómo los antiguos indios categorizaban el conocimiento. Según ellos, el conocimiento es principalmente de dos clases: el que trata de cosas perceptibles y el que trata de cosas no perceptibles.

Las cosas que caen en la primera categoría se perciben, verifican y validan a través de la percepción sensorial - (*pratyaksa*) así como de la lógica (*anumaana)* de la misma manera que lo hace la ciencia.

La otra categoría que no puede percibirse a través de los sentidos sólo puede conocerse, verificarse y evaluarse a través de la percepción extrasensorial o *atïndriya* .

Según estas filosofías, la mayoría de las cuestiones fundamentales, como la existencia del alma, caen en esta última categoría. Por lo tanto, no hay manera de que podamos encontrar respuestas si nos restringimos únicamente a las cosas que son perceptibles a través de nuestros órganos sensoriales. En otras palabras, la ciencia tal como es hoy no puede encontrar respuestas a estas preguntas.

Incluso si no aceptáramos los medios que pueden proporcionar respuestas a las preguntas más allá del ámbito de la ciencia, nada nos impide considerar estas escuelas de pensamiento alternativas.

Necesitamos cambiar ligeramente nuestros criterios de evaluación. En lugar de comprobar si algún sistema de pensamiento se ajusta a nuestros criterios científicos actuales, debemos comprobar si el sistema de pensamiento en cuestión

- es congruente: es decir, no tiene conflictos internos.
- es inequívoco: es decir, tiene conceptos claramente definidos.
- está libre de confrontamientos: es decir, no entra en enfrentamiento serio con resultados científicos bien establecidos.
- es útil: es decir, proporciona conocimientos adicionales más allá de lo que la ciencia podría hacerlo al día de hoy, y también puede responder a algunas de estas preguntas sin respuesta.

Si observamos de cerca los criterios anteriores, son sólo un subconjunto de los criterios que normalmente exigimos a cualquier sistema para que sea aceptado como científico. Lo que queda fuera principalmente es la validación experimental y el fuerte énfasis en la objetividad.

Dado que las interrogantes de las que estamos hablando se supone que tratan sobre cosas imperceptibles, la validación experimental, tal como la entendemos en los términos científicos actuales, obviamente no es posible. Es posible que tengamos que idear nuevas técnicas de validación.

Además, la mayoría de estas cuestiones giran en torno a experiencias subjetivas y, por tanto, tampoco podemos imponer criterios de objetividad.

El cumplir con los criterios enumerados anteriormente no implica definitivamente que estos sistemas de pensamiento sean correctos o aceptables, sino que sólo nos brindan una forma alternativa de pensar. Una forma de avanzar en un ámbito en el que nuestra ciencia actual no puede progresar mucho.

Con estas limitaciones de nuestro estado actual de la ciencia, pasemos a comprender el Yoga en la medida de lo posible, primero a través de la ciencia. Cuando la ciencia no tenga respuestas, las buscaremos en los conocimientos proporcionados por las escrituras antiguas.

Como dije antes, el Yoga tiene varios objetivos desde el punto de vista del hombre común. Estos objetivos parten de preocupaciones mundanas como la mejora de la salud, la reducción del estrés, etc. Entonces, en las partes siguientes discutiremos todos estos objetivos uno por uno de manera gradual, antes de pasar a los verdaderos objetivos del Yoga.

En general, nuestra conversación se forjará dentro del marco lógico y científico en la medida de lo posible. Cuando nos ocupemos de cosas que están más allá del alcance de la ciencia, recurriremos a la ayuda de puntos de vista filosóficos antiguos que podrían tener las respuestas.

En la siguiente parte, comenzaremos nuestro debate sobre una de las principales preocupaciones de la mayoría de nosotros: la reducción del estrés.

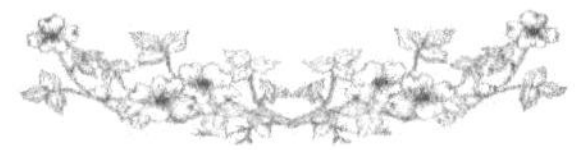

En la Parte 3, trataremos sobre algunos métodos simples que con seguridad disminuyen el estrés.

Apéndice: Cronología del yoga (el yoga en los últimos 3000 años)

Se continúa escuchando/leyendo sobre diferentes cosas bajo el nombre de Yoga. La mayoría de la gente tiene diversas nociones sobre el Yoga que resultan bastante confusas. Por lo tanto, entrego aquí una breve cronología del Yoga (un conjunto de prácticas que aparentemente se asemejan al sistema propuesto por Patanjali, una fuente generalmente aceptada) que abarca más de 3000 años.

Las fechas dadas aquí son, en el mejor de los casos, "conjeturas informadas", ya que es muy difícil hablar con certeza sobre las composiciones y prácticas antiguas. La mayoría de las veces apenas se encuentran pruebas concretas que sean verificables. Las fechas proporcionadas aquí son las generalmente aceptadas por la comunidad de investigación relacionada y siempre están abiertas a mejoras.

Las diversas etapas de progreso del Yoga son las siguientes.

Los Upanishads (hace más de 3000 años) se centran principalmente en la realidad última que se alcanza a través de la meditación.

Bhagavad Gita: se cree que la forma más antigua fue compuesta antes del 600 a.C. En su forma actual tiene 18 capítulos, cada uno de los cuales se autodenomina Yoga (incluido el remordimiento de Arjuna). Un capítulo específicamente sobre el Yoga propiamente dicho, a saber, "Dhyana Yoga", analiza muy brevemente todos los componentes del Yoga de Patanjali (aunque sin las posturas de Yoga que se conocen hoy en día). El propósito es la realización suprema y la paz.

Tripitaka: registrado en algún momento durante el año 300 a.C. Contienen prácticas similares al yoga enseñadas por Buda. Tienen todos los componentes del Yoga de Patanjali (en este tiempo, no se conocían posturas de Yoga). El propósito es liberarse del "ciclo interminable de muertes y renacimientos" (Nirvana) mediante la modulación sistemática de los procesos mentales.

Yoga Sutra de Patanjali: redactado en algún momento durante el año 200 a.C. Este es el Yoga propiamente dicho, con 8 componentes. Esta composición parece combinar técnicas budistas a la luz de las ideas upanishádicas. No hay posturas corporales como las que se conocen hoy en día. El propósito es calmar la mente de tal manera que uno alcance la realización máxima.

Las siguientes son composiciones más recientes que sentaron las bases del Yoga moderno. Se trata principalmente de prácticas orientadas al cuerpo, a diferencia de las prácticas enumeradas con anterioridad, que están predominantemente orientadas a la mente.

Dattätreya Yoga Sastra: redactado durante el siglo XIII d.C. Hace hincapié principalmente en diversas técnicas físicas destinadas a preservar el 'Bindu' (definido de forma variable como algo que gotea de la cabeza, el líquido seminal, etc.) y en trasportarlo hacia arriba a través de la columna vertebral. Aquí se originó la palabra Hatayoga (Yoga de la fuerza). No hay mucho sobre las posturas de Yoga tal como se conocen hoy en día.

Goraksha Shataka: redactado durante el siglo XIV d.C. por un yogui perteneciente a la tradición Nath de Gorakshanath . El énfasis y las técnicas son más o menos los mismos que los anteriores, excepto que el despertar de Kundalini (una fuerza mística que yace latente en el perineo) se proyecta como el resultado final.

Siva Samhita: compuesta durante los siglos XIV y XV d.C. Esta composición se basa en textos anteriores de Hatayoga y es un importante precursor del Yoga moderno.

Hatapradipika: Redactado durante el siglo XV d.C. Esta es la verdadera base del Yoga moderno. El énfasis está en el cuerpo y su manipulación para estimular y elevar el Kundalini, que es el objetivo final. También se describe un breve conjunto de posturas de Yoga (15 en total), que constituye el punto de partida del Yoga moderno.

Gheranda Samhita: Redactada durante el siglo XVIII d.C. Se basa más en Hatapradipika y agrega más posturas corporales y técnicas de respiración.

Upanishads de yoga: se cree que son composiciones del siglo XVIII d.C. y posteriores. Elaboran un resumen y desarrollan textos anteriores de Hatayoga.

Yoga moderno: casi todos ellos se basan en el Hatayoga, descrito en Hatapradipika y textos posteriores.

Algunos profesores hacen hincapié en las posturas de Yoga, otros en las técnicas de respiración y otros en Kundalini.

La mejora de la salud es el objetivo principal. En comparación con el Yoga de Patanjali, que está orientado a la mente, el Yoga moderno es una práctica orientada al cuerpo. Además, las técnicas, los mecanismos operativos y los objetivos son todos diferentes.

Texto destacado	Tiempo	Características sobresalientes
Upanishads	3.000 a.C.	Principalmente orientado a la meditación.
Bhagavad Gita	600 a.C.	Principalmente orientado a la meditación.
Tripitaka	300 a.C.	Principalmente orientado a la meditación.

Yoga Sutra de Patanjali	200 a.C.	Proceso de 8 pasos centrado en la modulación de la mente, pero sin posturas corporales.
Dattatreya Yoga Sastra	s. XIII d.C.	Primeras ideas de Hatayoga, pero sin posturas corporales.
Goraksha Shataka	s. XIV d.C.	Primeras ideas de Kundalini, pero sin posturas corporales.
Siva Samhita	s. XIV-XV d.C.	Precursor del Yoga moderno
Hatapradipika	s. XV d.C.	Texto básico del Yoga moderno. Texto temprano sobre posturas corporales.
Gheranda Samhita	s. XVIII d.C.	Continuación del Hatayoga con más posturas corporales.

Upanishads de yoga	s. XVIII d.C. y posteriores	Hatayoga al estilo Upanishad.
Yoga moderno	Un siglo de antigüedad	Basado en las ideas de Hatayoga. Muchas variantes han sido divulgadas por varios maestros de renombre: Iyengar Yoga, Vinyasa Yoga, Kriya Yoga, por nombrar sólo algunos.

Glosario de algunas palabras

A

Ahimsa: Primera parte del primer paso del Yoga, es decir, Yama. Literalmente significa no violencia.

Anapana Sati: práctica budista de observar atentamente la respiración.

Aparigraha: Cuarta etapa del primer paso del Yoga, es decir, Yama. Literalmente significa no acumular riqueza.

Astheya: Tercera etapa del primer paso del Yoga, es decir, Yama. Literalmente significa no robar.

Asana: Tercer paso del Yoga de Patanjali. Posturas corporales.

Atma: concepto upanishádico del alma omnipresente. Equivalente a Dios de alguna manera.

B

Brahmacarya: Quinta etapa del primer paso del Yoga, es decir, Yama. Literalmente significa control sobre los deseos.

C

Citta: Normalmente se usa para representar la mente.

D

Dharana: Sexto paso de Yoga de Patanjali. Es centrarse en un objetivo meditativo.

Dhyana: Séptimo paso del Yoga de Patanjali. Meditación.

E

Ekagra citta: Mente unidireccional.

H

Himsa: violencia

I

Ishwara Pranidana: Quinto ejercicio del segundo paso del Yoga, a saber, Niyama. Literalmente significa entregarse a Dios.

J

Jaagrita: Estado de vigilia.

K

Kamma: Palabra pali para Karma o registro de acciones pasadas.

Kaya Sati: práctica budista de observar atentamente los movimientos del cuerpo.

Kumbhaka: Pulmones llenos de aire.

Kundalini: Fuerza mística que se cree que reside latente en la zona del perineo.

N

Niyama: Segundo paso del Yoga de Patanjali.

P

Pranayama: Cuarto paso del Yoga de Patanjali. Ejercicios de respiración.

Pranava: El sonido OM pronunciado de una manera específica. Utilizado para la meditación.

Pratyahara: Quinto paso del Yoga de Patanjali. Aislamiento de los sentidos.

Puraka: Inspirar.

Purusha: Palabra Samkhya para alma.

R

Rechaka: Exhalando.

S

Santhosha: Segundo paso del Yoga, es decir, Niyama. Literalmente significa estar contento.

Samadhi: Octavo y último paso del Yoga de Patanjali. Un estado de completa tranquilidad.

Samkhya: antigua escuela de pensamiento india.

Satya: Segunda etapa del primer paso del Yoga, es decir, Yama. Literalmente significa veracidad.

Saucha: Primer deber en el segundo paso del Yoga, es decir, Niyama. Literalmente significa limpieza.

Shunyaka: Pulmones sin aire en su interior.

Susupti: Estado de sueño profundo.

Sutra: Una expresión concisa de ideas, a menudo transmitida en la menor cantidad de palabras posible.

Swadhyaya: Cuarta etapa del segundo paso del Yoga, es decir, Niyama. Literalmente significa leer las Escrituras.

Swapna: Estado de ensueño.

T

Tapah: Tercera etapa del segundo paso del Yoga, es decir, Niyama. Literalmente significa soportar los caprichos de la vida.

Tripitaka: antiguas escrituras budistas. Literalmente significa tres juegos de libros.

Turiya: Un estado más allá de los estados de vigilia, ensueño y sueño profundo.

U

Upanishads: textos filosóficos indios antiguos. Parte de los Vedas.

V

Vikshipta: Mente parcialmente estable.

Y

Yama: Primer paso del Yoga de Patanjali.

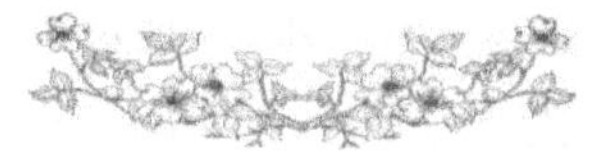

Bibliografía

Textos originales en sánscrito

1. *Yoga de Patanjali Sutra:* el texto original de Yoga de Patanjali (200 a.C.)

2. *Dattätreya Yoga Sastra:* un texto temprano de Hatayoga de autor desconocido (siglo XIII d.C.). Traducción al inglés de James Mellinson

3. *Goraksha Shataka:* un texto temprano de Hatayoga de un autor desconocido (siglo XIV d.C.). Traducción al inglés de James Mellinson

4. *Siva Sanhita* – otro texto clásico de Hatayoga de autor desconocido (siglos XIV ‑ XV d.C.). Traducción al inglés de Srisa Chandra Vasu.

5. *Hatapradipika* – el texto clásico de Hatayoga de Swaatmaaraama (siglo XV d.C.). Traducción al inglés de Pancham Sinha

6. *Gheranda Samhita:* otro texto clásico de Hatayoga de autor desconocido (siglo XVIII d.C.), traducción al inglés de Srisa Chandra Vasu.

7. *Yoga Upanishads:* textos más recientes de Hatayoga que se cree que fueron redactados en el siglo XVIII y posteriormente por varios autores desconocidos.

8. *Samkhya Karika* , de Isvara Krishna.

9. *Bhagavad Gita* - parte de la epopeya india Mahabharata de Vyasa (antes del 600 a.C.)

10. *Upanishads:* parte del antiguo texto védico (anterior al 1500 a.C.)

Textos originales en pali

Tripitaka: recopilación de discursos de Buda y sus discípulos, registrados por monjes budistas (300 a.C.). Traducción al inglés de varios monjes budistas modernos.

Relacionados con el cerebro (seleccionados)

1. Edelman, G. M., Gally, J. A., & Baars, B. J. (2011). Biology of consciousness. Frontiers in Psychology, 2.

2. Baars, B. J. (1997). In the theater of consciousness: Theory of global workspace, a rigorous scientific theory of consciousness. Journal of Consciousness Studies, 4(4).

3. Klein, S. (2002). Libet's experiment and its implications for conscious will. Consciousness and Cognition.

4. Clarke, P. G. H. (2013). Libet's experiment and its implications for conscious will. Faraday Institute for Science and Religion, February 2013.

5. Seth, A. K., & Baars, B. J. (2005). Neuronal Darwinism and consciousness. Consciousness and Cognition, 14.

6. Beggs, J. M., & Plenz, D. (2003). Neuronal avalanches in neocortical circuits. The Journal of Neuroscience, December 2003.

7. Taylor, J. G. (2002). Paying attention to consciousness. Trends in Cognitive Sciences, 6(5).

8. Baars, B. J. (2002). The conscious access hypothesis: Origins and recent evidence. Trends in Cognitive Sciences, 9(1).

9. Dehaene, S., & Naccache, L. (2001). Toward a cognitive neuroscience of consciousness: Basic evidence and a framework. Cognition, 79.

10. King, D. (2014). How Does the Mind Work? ISBN: 978-1503036765.

Literatura Relacionada

1. *Stevenson, I. (1974). Twenty Cases Suggestive of Reincarnation (second revised and enlarged edition). University of Virginia Press.*
2. *Stevenson, I. (1975). Cases of the Reincarnation Type, Vol. I-IV. University of Virginia Press.*

3. *Almeder, R. (1974). A critique of the arguments offered against reincarnation. Department of Philosophy, Georgia State University.*

- Las imágenes de posturas de Yoga son cortesía del Dr. Omkar.
- Algunas de las imágenes utilizadas en este libro son de Wikipedia.

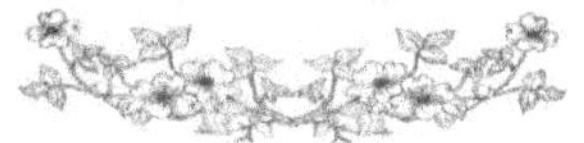

Gracias por leer mi libro. Espero que hayas disfrutado leyéndolo. Por favor, dame tu opinión a través de reseñas. Agradezco mucho eso. Puedes contactarme a través de mi blog en http://doctor-king-online.blogspot.com . Estaré encantado de saber de ti. Si tienes alguna duda o sugerencia concreta indícala a través de mi blog y seguro que te responderé.

Haz clic para recibir notificaciones sobre mis nuevos lanzamientos y descuentos en el futuro.

Quizás también te interese leer mis otros libros, disponibles a través de varios proveedores en línea.

Mis libros recientes

A continuación se muestra la lista de mis libros recientes. La mayoría de ellos están disponibles tanto en libros electrónicos como en libros de bolsillo. Algunos de estos libros también están disponibles en formato de audiolibro.

Estos libros están disponibles en casi todos los vendedores minoristas en línea.

Búscalos en tu librería favorita. Siempre puedes utilizar el título del libro (**no olvides incluirlo entre comillas dobles**) en tu búsqueda para ver si el libro está disponible en tu librería favorita.

Alternativamente, puedes utilizar los enlaces que he proporcionado en mi blog http://doctor-king-online.blogspot.com (consulte la pestaña de la columna derecha: ' **Enlaces rápidos a mis libros** ' o el enlace con un título similar en la parte superior de el blog) para comprar el libro en tu tienda favorita.

26. Los hilos que conducen a lo divino [*The Threads that Lead to Divine*]

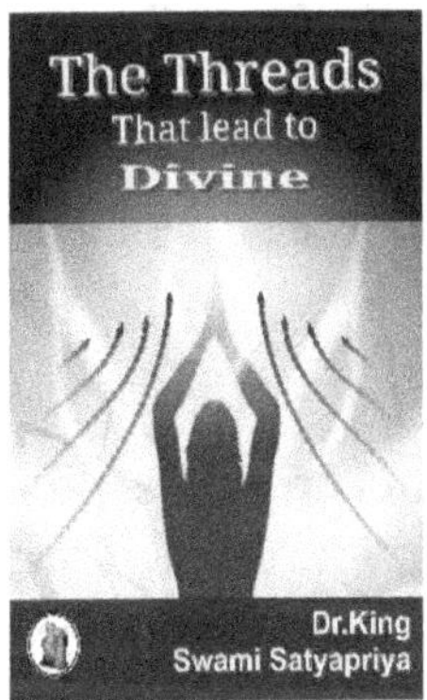

<u>Sinopsis del libro</u> : En esta excelente exposición de los antiguos sistemas de pensamiento indios, los autores inician un interesante debate entre los defensores de estos sistemas, lo que finalmente conduce a las conclusiones bien establecidas por los Vedas y los Upanishads.

El libro está basado en la conocida obra El Brahma Sutra del sabio Badarayana.

Un buen libro para obtener una rápida introducción a Samkhya, Vaisheshika, Yoga, Teravada , Vijnyana Vada, Shoonya Vada y Anekantavada y su contraste con los puntos de vista Upanishádicos.

25. El hombre más atractivo: Maravillosas historias de Krishna (en partes) [*The Man the Most Attractive: Wonderful stories of Krishna (in parts)*]

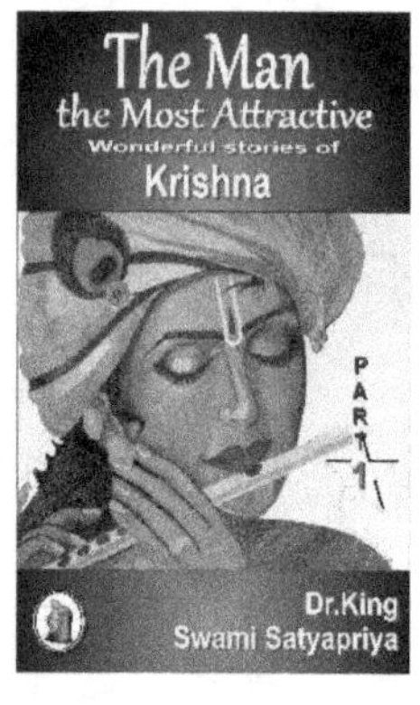

<u>Sinopsis del libro:</u> Esta es una colección de maravillosas historias de Krishna de las escrituras indias de 5000 años de antigüedad, concretamente, el Bhagavata. La palabra Krishna significa literalmente alguien que atrae. Se cree que es la encarnación de Dios en la tierra.

24. Desentrañando los misterios ocultos de los Vedas (Parte 1) [*Unraveling the hidden mysteries of the Vedas (Part 1)*]

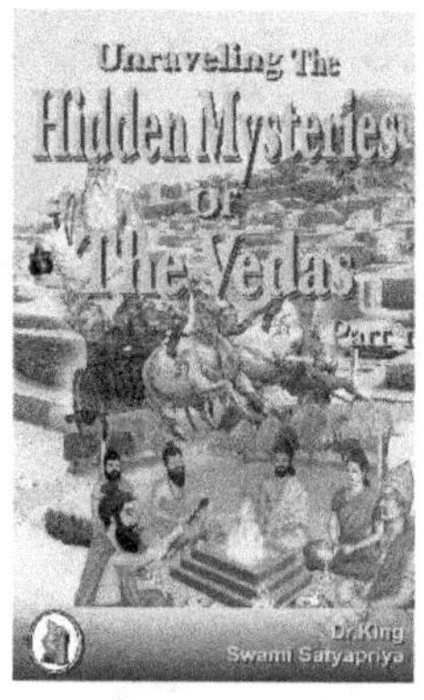

Sinopsis del libro : Los Vedas son las escrituras más antiguas que conocemos hoy. No son sólo textos religiosos, sino depósitos de vasto conocimiento, tanto mundano como espiritual. Sin embargo, estos voluminosos textos están envueltos en un velo de misterio que parece irresoluble.

Este libro intenta desentrañar algunos de estos misterios y arroja mucha luz sobre aspectos de estas Escrituras que a menudo se malinterpretan.

Esta es la primera parte de la serie " *Misterios sin resolver* ".

23. Los 4 caminos de Krishna hacia la felicidad suprema: ciencia yóguica completa del Bhagavad Geetha [*Krishna's 4 paths to ultimate happiness: Complete Yogic science of Bhagavad Geetha*]

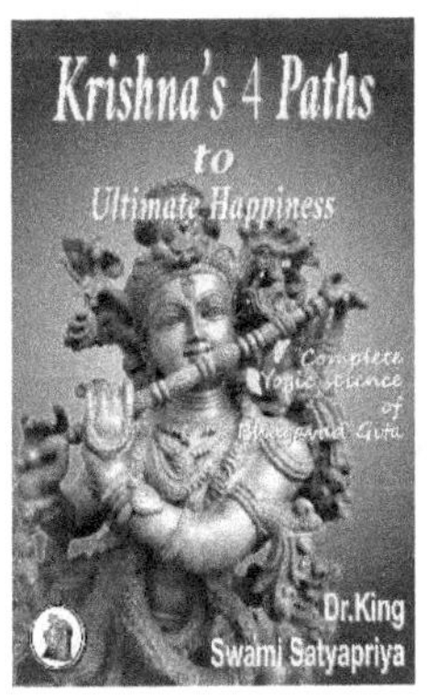

Sinopsis del libro: Este libro extrae la esencia de la conocida escritura, a saber, el Bhagavad Geetha, y presenta los cuatro caminos yóguicos diferentes propuestos por Krishna. Al hacerlo, mantiene el esplendor y la autoridad sin diluir el enfoque analítico incisivo del original. En particular, este libro ofrece un análisis en profundidad de

1. Camino del intelecto (Jnyana Yoga)
2. Camino de la Meditación (Dhyana Yoga)
3. Camino de acción (Karma Yoga)
4. Camino de la devoción (Bhakti Yoga)

La versión en audio de este libro combina la recitación de más de 100 versos seleccionados repartidos por todo el libro para ayudar a dilucidar muchas ideas intrincadas.

22. El libro definitivo sobre yoga: todo lo que quieres saber sobre yoga [*The Ultimate book on Yoga: All that you want to know about Yoga*]

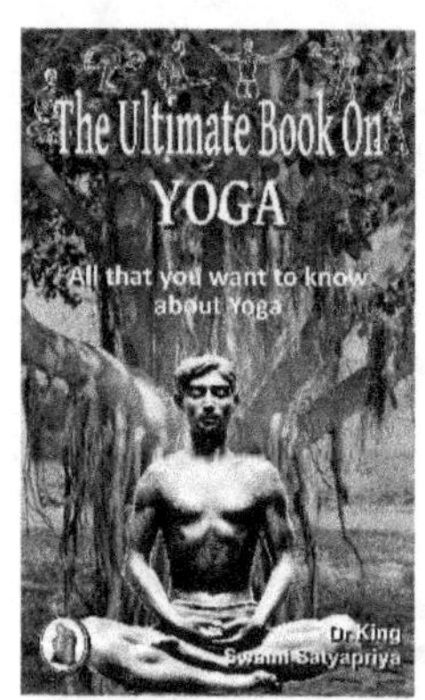

Sinopsis del libro: Durante un período de tiempo, el Yoga ha pasado por tal transformación que su enfoque original ha sido completamente superado por ideas místicas. Este libro desmitifica el Yoga y le devuelve su claridad y eficacia originales y prístinas. El libro presenta el Yoga en términos de instrucciones simples, practicables y con los pies en la tierra, mientras analiza cada aspecto científicamente basándose en los avances recientes en neurociencia.

Algunos de los aspectos tratados en este libro incluyen

- Ciencia del cerebro que ayuda a comprender el Yoga
- ¿Cómo minimizar el estrés?
- ¿Cómo mejoran la salud las posturas de Yoga?
- ¿Cómo agudizar la concentración mental?
- ¿Cómo meditar?
- ¿Qué sucede en las etapas finales de la Meditación?
- ¿Existe una mente más allá de nuestro cerebro?
- ¿Cuál es el objetivo final del Yoga?

21. Crux del Mahabharata para gente ocupada [*Crux of Mahabharata for busy people*]

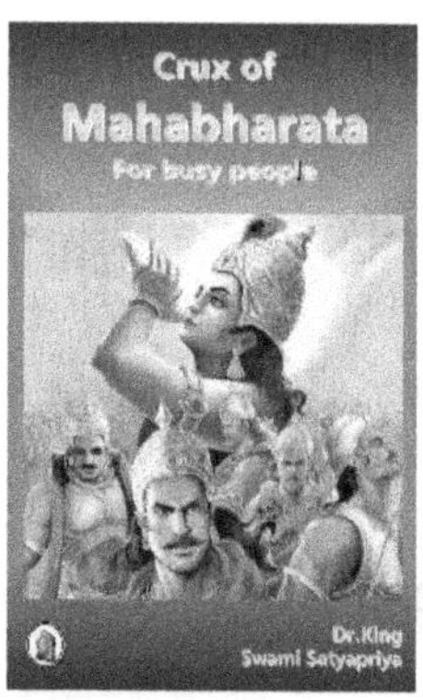

<u>Sinopsis del libro</u> : El Mahabharata, con 100.000 versos y muchos pasajes en prosa que suman un total fenomenal de 1,8 millones de palabras, es la epopeya más grande conocida. Originalmente, basado en una historia real que tuvo lugar hace 5000 años, luego fue expresado con palabras por Vyasa. El tamaño de esta epopeya es tan enorme que puede que se necesite toda una vida para leerla y comprenderla.

En este breve libro, el Dr. King y Swami Satyapriya capturan la esencia de esta gran epopeya india, brindando muchas ideas sobre cómo esta epopeya realmente pretendía transmitir el Dharma o la rectitud por parte de su autor. De una manera muy sucinta, los autores arrojan luz sobre la mayoría de los eventos más importantes de esta historia con énfasis en su valor práctico. También discuten las complejidades del bien y del mal.

Un gran libro para gente con poco tiempo.

20. ¿Estaba Jesús realmente en la India? Veredicto final sobre el antiguo misterio [*Was Jesus really in India? Final verdict on the age-old mystery*]

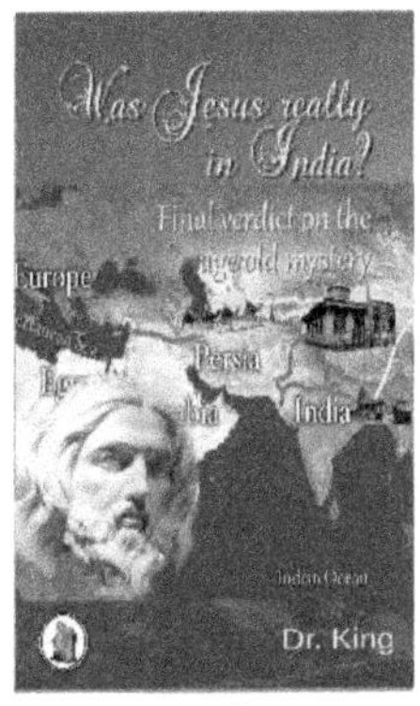

Sinopsis del libro : Desde que los rusos desentrañaron este misterio mayor, cada vez más personas han presentado evidencias que lo respaldan. Al mismo tiempo, un grupo de peces gordos se ha esforzado en descartar esto como un engaño.

¿Cuál es la verdad? ¿Lo fue o no lo fue?

Lectura intrigante para conocer mejor a Jesús.

19. ¡Mamá! ¿Quién es mi padre? [*Mom! Who is my father?*]

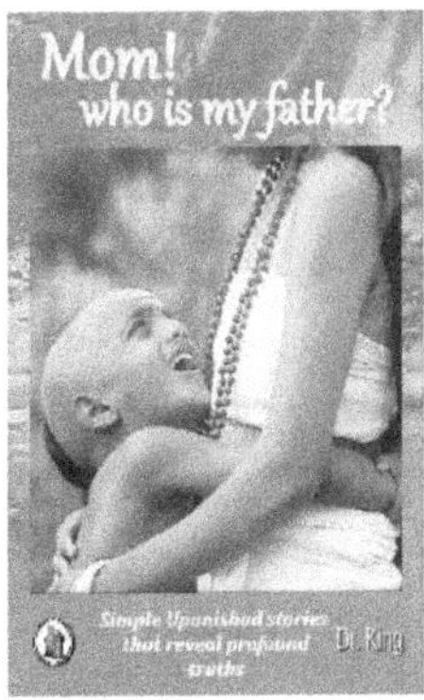

Sinopsis del libro: El pequeño Satyakama no sabe quién es su padre ni su madre Jabala. Pero aun así, podía alcanzar las cimas de la espiritualidad, ¡casi sin la ayuda de nadie! La verdad no necesita calificaciones mundanas .

Si Nachiketa pudo alcanzar la verdad última, tú también puedes - dice otra historia.

Estas son algunas de las historias más reveladoras de los Upanishads indios de 5000 años de antigüedad, parte de los Vedas. No sólo te proporcionan formas de alcanzar esas verdades a través del camino experiencial, sino que también las exponen de la manera más científica.

18. Hacia una mejor comprensión del Islam
[*Towards a better understanding of Islam*]

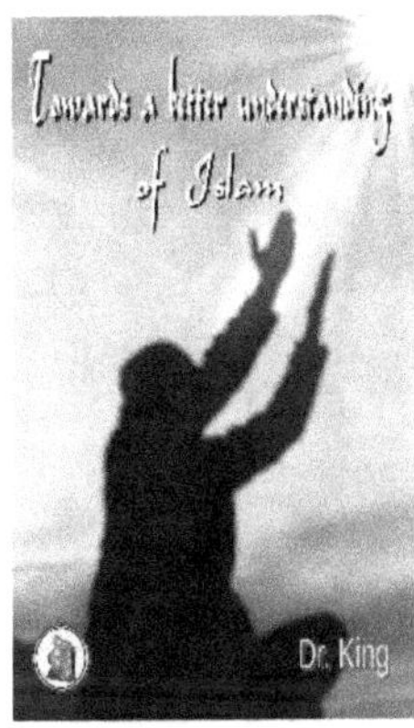

Sinopsis del libro : En este libro muy revelador, el Dr. King claramente resalta la fuerte corriente subyacente de preocupaciones humanas detrás de todas las principales religiones del mundo, ya sea el Islam, el judaísmo, el cristianismo, el budismo o el hinduismo. Con el Sagrado Corán como enfoque principal, el libro compara y contrasta otras escrituras religiosas con la intención de unificarlas.

Completo con versos originales seleccionados del Sagrado Corán junto con su traducción al inglés.

Una lectura única para cualquiera que quiera entender el Islam y obtener una visión unificada de estas grandes religiones.

17. El alma de Buda: conocimientos invaluables de un maestro iluminado [*Buddha's Soul: Invaluable Insights From an enlightened Master*]

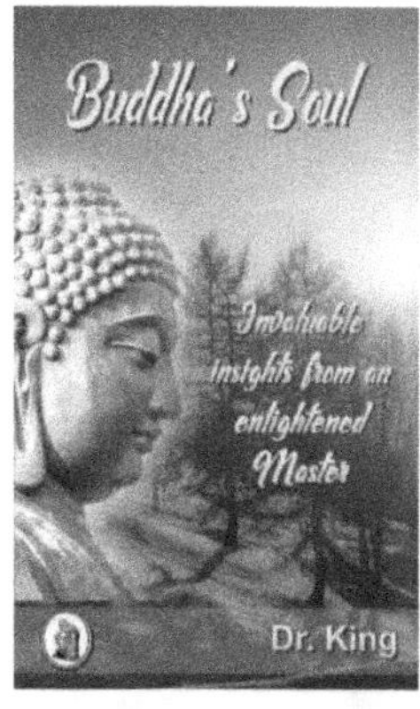

¡Son invaluables!

<u>Sinopsis del libro</u> : Este libro explica algunas de las ideas clave propuestas por Buda que nos hacen repensar varias cosas que damos por sentado. La forma en que se presentan estas ideas es como si Buda estuviera sentado frente a nosotros y nos hablara.

A diferencia de otras filosofías indias antiguas como los Upanishads, las palabras de Buda son simples, directas y pronunciadas con total autoridad. Son como una experiencia de tomarse de la mano para un practicante apasionado que quiere progresar en el camino espiritual.

Todo lo que Buda dijo hace más de 2500 años es relevante incluso hoy. En un mundo donde la comercialización de prácticas espirituales se está volviendo rampante, los mensajes originales de Buda disipan muchos conceptos erróneos y proporcionan una luz guía para la forma correcta de propagar la espiritualidad.

En esta maravillosa colección de artículos breves, el Dr. King presenta algunas de las ideas clave de los antiguos Tripitakas, fuente budista de todo. La atención se centra en los principios básicos extraídos de escrituras pali originales, voluminosas y difíciles de entender.

16. Bases neurológicas del yoga [*Neurological Basis of Yoga*]

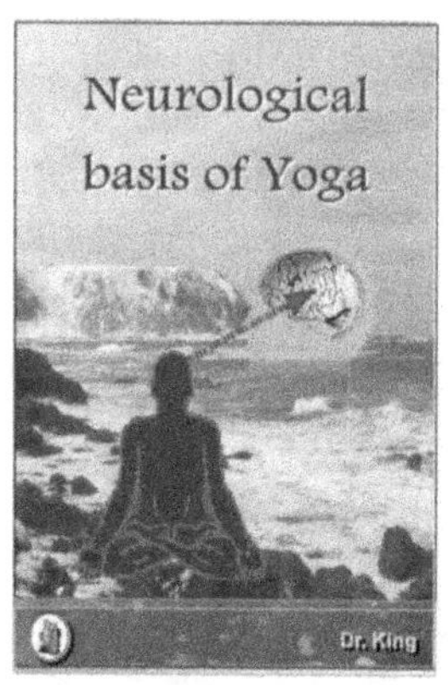

<u>Sinopsis del libro</u> : La antigua práctica del Yoga enunciada por Patanjali allá por el año 200 a. C. está neurológicamente bien fundada. Este libro analiza los mecanismos cerebrales que están detrás del funcionamiento de varios procesos del Yoga. También indica brevemente el papel de cada paso del Yoga en términos neurológicos.

15. Meditación: cosas importantes que debes saber
[*Meditation – Important things you need to know*]

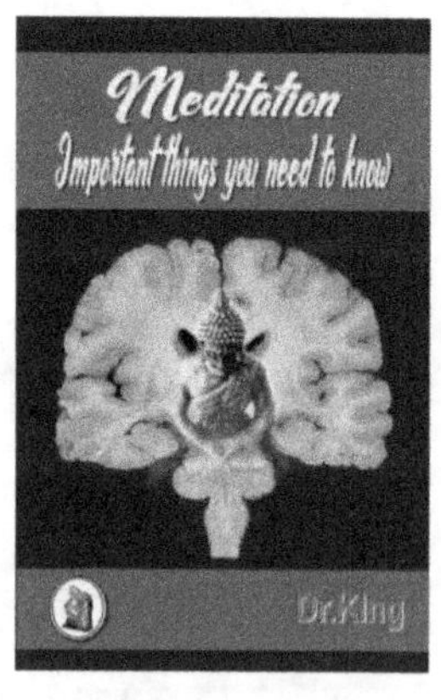

<u>Sinopsis del libro</u> : La meditación es un medio poderoso no sólo para mejorar el bienestar general, sino también como una práctica que puede llevarnos a la cima de la experiencia humana.

Pero desafortunadamente, hay mucho misterio a su alrededor y muchas prácticas que se propagan hoy en día no tienen una explicación clara de cómo funcionan. Esta claridad es necesaria para que la meditación no sólo sea eficaz sino también segura y sin consecuencias adversas.

Este libro proporciona muchos conocimientos sobre diversos aspectos de la meditación, explicados de una manera fácil de entender. Un libro ideal para cualquiera que quiera tomarse en serio la meditación.

14. Upanishads – Un viaje hacia lo desconocido
[*Upanishads – A journey into the unknown*]

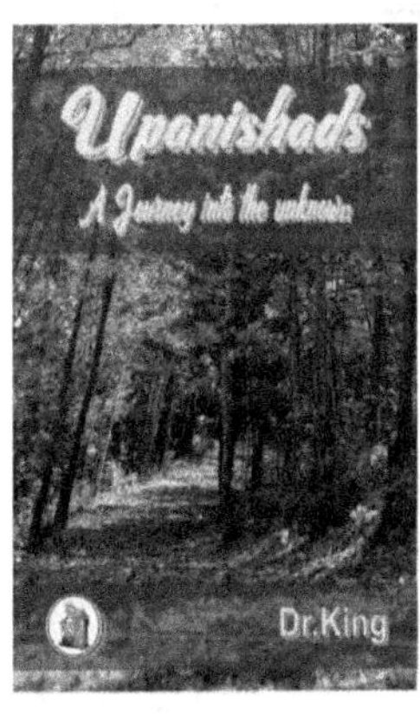

Sinopsis del libro : Estas ideas eternas, registradas hace varios miles de años, declaran la unidad no sólo de los seres humanos, independientemente de su casta, religión, género, raza, sino también de todo el mundo animado e inanimado. Preguntan: "¿Cómo puede alguien odiar o matar a otra persona, cuando en realidad todos somos uno en el sentido último?" También nos brindan una manera de experimentar esta verdad suprema, el pináculo de nuestro viaje espiritual.

Al mismo tiempo, los Upanishads no abogan por el abandono de la vida mundana. Aconsejan que "uno debe aspirar a vivir cien años completos, disfrutando del mundo; teniendo presente la unidad de todos. Así que disfrútalo, pero sin excederte; adquiere riqueza, pero sin arrebatarle a otra persona la parte que le corresponde. Al mismo tiempo, sigue cumpliendo con tu deber".

En una época plagada de desconfianza mutua, odio, violencia e identidades estrechas, ¿qué podría ser un mensaje más adecuado que el dado por estos Upanishads?

Este libro proporciona una visión maravillosa de la profunda sabiduría de estos textos antiguos que tienen mucho sentido en el mundo en el que nos encontramos hoy.

13. Hata Yoga – Mitos destrozados [*Hata Yoga – Myths Shattered*]

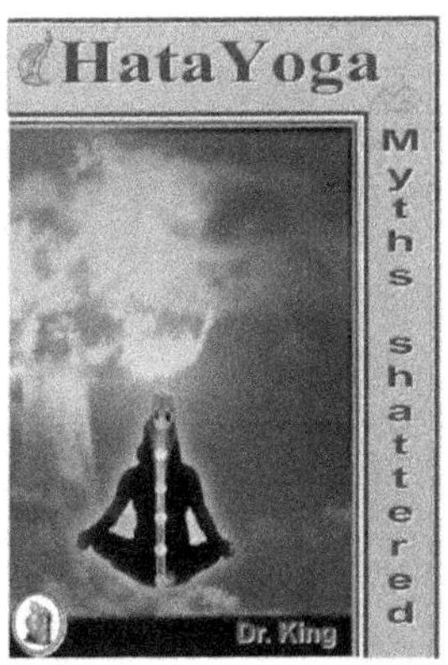

<u>Sinopsis del libro</u> : El Hata yoga o Yoga, como se le conoce comúnmente, se está volviendo extremadamente popular. Sin embargo, de lo que se sabe poco son de algunos de los conceptos inestables que forman su base. Este libro analiza minuciosamente algunos de estos conceptos erróneos y llega a conclusiones sorprendentes. Una lectura obligada para todos aquellos que actualmente practican o tienen intención de practicar Yoga.

12. Piensa y sé iluminado [*Think and be enlightened*]

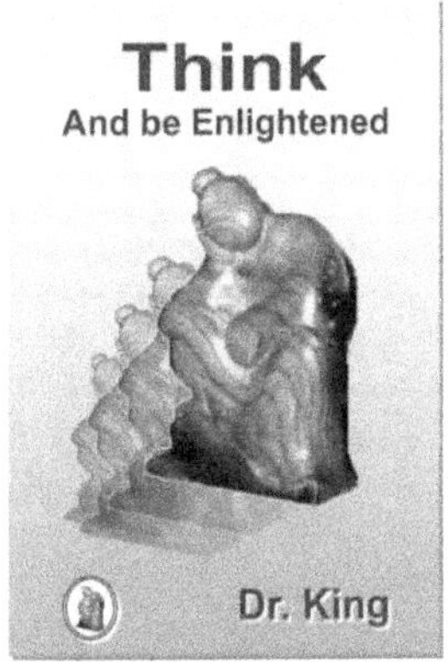

<u>Sinopsis del libro</u> : Esta es una colección de pensamientos en el área del Yoga, la filosofía india y otras motivaciones, que te harán reflexionar y te enriquecerán.

11. Experiencias misteriosas: un vistazo más allá de los confines de la mente [*Mysterious Experiences: A peek beyond the confines of the mind*]

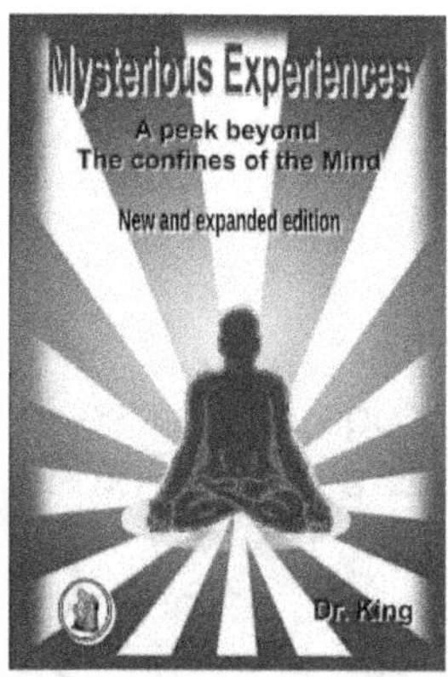

<u>Sinopsis del libro:</u> Este libro analiza algunas de las interesantes experiencias misteriosas encontradas por los entusiastas del yoga o la meditación. Intenta proporcionar un análisis de las situaciones basado en el razonamiento, respaldado por textos antiguos y palabras de yoguis conocidos.

10. Tallado de Figuras – El Estilo Étnico: *Un mundo asombroso de posibilidades* [*Figure Carving – The Ethnic Style: Amazing world of possibilities*]

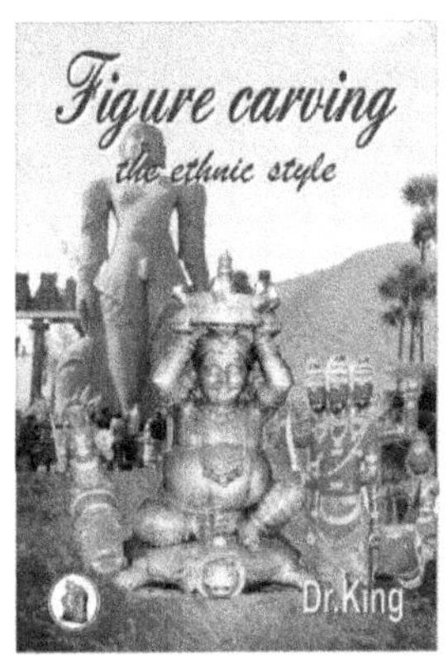

Sinopsis del libro: Este libro abre un nuevo mundo de opciones de tallado de figuras para los entusiastas del tallado. Proporciona un número ilimitado de opciones no sólo en estilo sino también en técnica respaldadas por ilustraciones detalladas y muchísimas imágenes talladas. Agrega una dimensión completamente nueva a su repertorio de tallado.

09. Cinco técnicas sencillas de injerto que se adaptan mejor a la mayoría de las plantas frutales exóticas [*Five simple Grafting techniques best suited for most exotic fruit plants*]

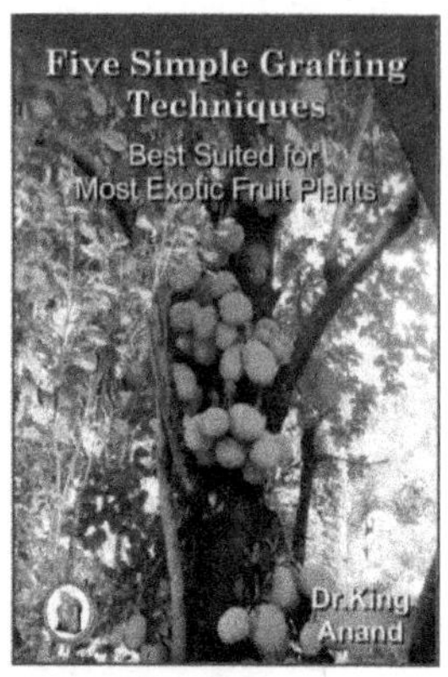

<u>Sinopsis del libro:</u> Este libro describe en detalle las cinco técnicas de injerto más útiles que se pueden utilizar para replicar muchas frutas exóticas. El libro contiene ilustraciones detalladas, ejemplos, gráficos de frutas, así como portainjertos y técnicas adecuadas para estas frutas.

08. ¿Cómo funciona la mente? [*How does the mind work?*]

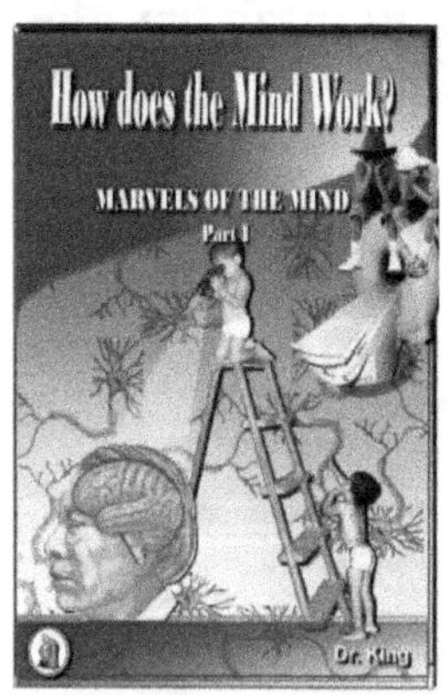

<u>Sinopsis del libro:</u> Este libro explica el tema, altamente especializado, del funcionamiento de la mente en un estilo fácil de seguir utilizando ejemplos del día a día. Proporciona la información más reciente basada en investigaciones actuales, centrándose en contribuciones clave.

07. Dimensiones importantes que faltan en nuestra comprensión actual de la mente [*Important missing dimensions in our current understanding of the mind*]

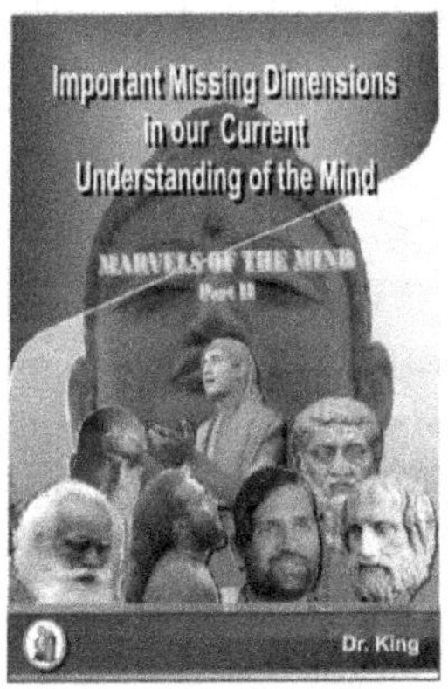

<u>Sinopsis del libro:</u> Nuestros logros científicos actuales en la comprensión del funcionamiento de la mente son encomiables. Sin embargo, en su excesiva insistencia en la objetividad, la ciencia parece haber pasado por alto algunas dimensiones importantes de la mente. Hay muchas preguntas a las que la ciencia no logra dar una respuesta satisfactoria.

Curiosamente, muchas de estas cuestiones fueron abordadas por filosofías antiguas y probablemente con un verdadero espíritu científico deberíamos mirar estas filosofías con una mente abierta.

Este libro se centra en estas dimensiones perdidas y en cómo las filosofías antiguas las abordan. En este libro se analiza una variedad de filosofías antiguas, sorprendentemente bien conceptualizadas, que analizan diferentes aspectos de la mente.

Está la antigua filosofía de Platón que señala las limitaciones de nuestra percepción sensorial, la elaborada psicología de los antiguos budistas que casi es paralela a nuestra comprensión científica de la mente, la filosofía de Sankara que incluso cuestiona la realidad de la existencia y el concepto de dominios más allá de la mente que son el foco de los antiguos Upanishads.

Estas filosofías nos obligan a repensar nuestra definición actual de ciencia y su enfoque. El libro también proporciona un punto de transición suave de la ciencia a la filosofía y, finalmente, a dominios más allá de ambos.

06. Cómo y Por qué del Yoga y la Meditación: El Yoga científicamente explicado [*How and Why of Yoga and Meditation: Yoga scientifically explained*]

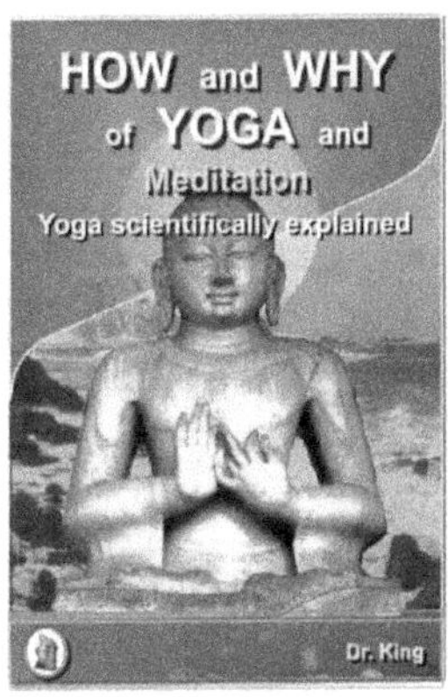

<u>Sinopsis del libro:</u> Este libro ofrece una visión clara de varios aspectos del Yoga, al tiempo que proporciona una explicación respaldada científicamente sobre cómo los distintos procesos del Yoga logran los propósitos previstos y por qué están diseñados de esa manera. Esta claridad es esencial para comprender el Yoga de una manera más científica y desarrollar todo su potencial.

El libro también explica paso a paso cómo se realizan los diversos procesos del Yoga, es decir, las posturas corporales, las técnicas de respiración y la meditación, y por qué cada uno de estos procesos es necesario para lograr el beneficio completo del Yoga.

Este libro es una buena guía para cualquiera que quiera practicar Yoga.

05. Hechos del yoga: respuestas a algunas preguntas importantes sobre el yoga

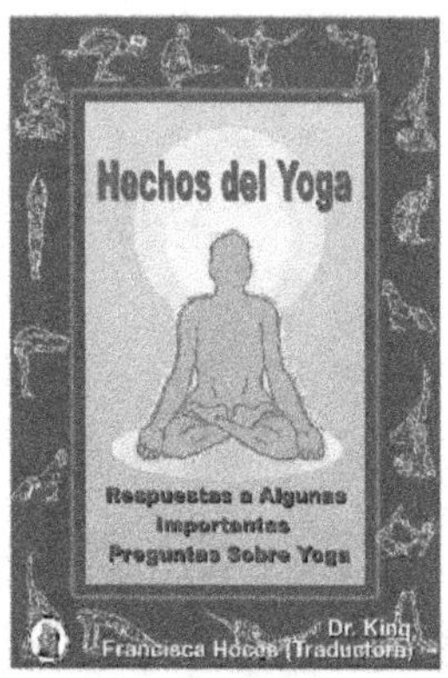

<u>Sinopsis del libro</u> : A juzgar por la gran cantidad de libros sobre Yoga que se publican y venden tanto en medios impresos como electrónicos, esta antigua ciencia parece ser muy popular. Si bien se difunden varias cosas en nombre del Yoga, a menudo hay un desajuste entre las expectativas y los logros.

Este breve conjunto de preguntas y respuestas aclara algunos de los conceptos erróneos sobre el Yoga al llamar la atención sobre los trabajos originales sobre Yoga que datan de hace más de 2000 años. Las preguntas que a menudo surgen como resultado de la propaganda con fines comerciales se responden de manera práctica. Al mismo tiempo, este libro tranquiliza al practicante de Yoga sincero: el objetivo no sólo es alcanzable sino que vale la pena el esfuerzo.

Algunas de las cuestiones discutidas incluyen: controversias debido a hallazgos científicos adversos sobre el Yoga, por qué muchas personas no logran ningún progreso a pesar de esfuerzos honestos, etc.

04. La psicología detrás del yoga: conocimientos menos conocidos sobre la antigua ciencia del yoga
[Psychology behind Yoga: Lesser known insights into the ancient science of Yoga]

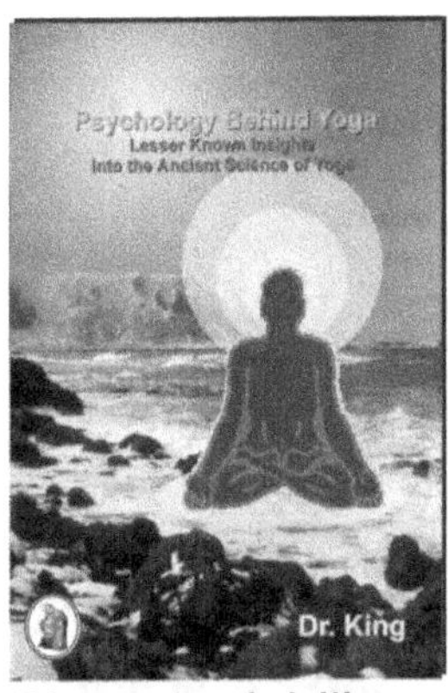

<u>Sinopsis del libro</u> : Aunque el yoga es bien conocido como un proceso para alcanzar la realización última, no se presta mucha atención a sus fundamentos psicológicos. Este libro desarrolla la teoría detrás del Yoga basándose en descripciones dadas en textos antiguos como el Yoga Sutra de Patanjali (~200 a. C.) y Sankhya Karika de Isvara . Krishna (~300 d.C.). Esta comprensión es esencial para obtener una comprensión completa del proceso del Yoga.

Este libro explica claramente el concepto de mente tal como se define en los Yoga Sutra y Sankhya Karika, los diversos estados en los que puede encontrarse esta mente y cómo, mediante un proceso paso a paso, la mente puede ser conducida hacia el estado máximo deseable, es decir, el samadhi.

Se analizan varios obstáculos que uno encuentra al pasar por este proceso y cómo se pueden superar. Como se suele confundir, el samadhi no es un estado único, sino una serie de estados progresivos por los que uno pasa a medida que avanza en la práctica del Yoga. Este libro explica esas etapas tanto con referencia a las fuentes originales como mediante analogías simples.

El estado último del Yoga, es decir, el estado mental niruddha, está también muy bien explicado, con sus implicaciones y qué sucede exactamente en esa etapa.

03. Sabiduría antigua – Puntos de vista modernos: selecciones interesantes de antiguas escrituras indias [*Ancient Wisdom – Modern Viewpoints: Interesting picks from ancient Indian scriptures*]

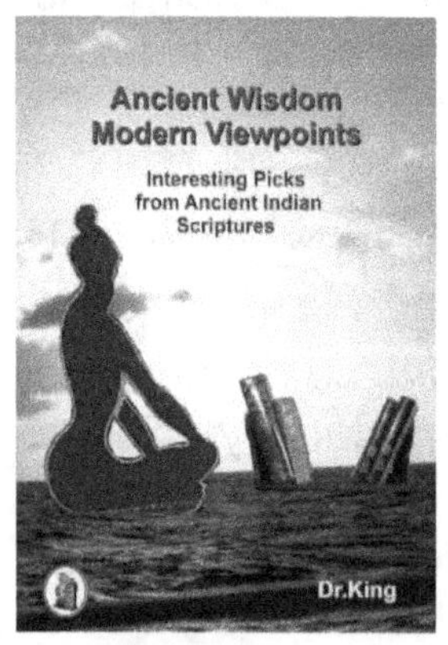

Sinopsis del libro : Este libro captura la esencia de las antiguas escrituras indias, analizándolas desde el punto de vista actual.

Las escrituras seleccionadas son principalmente los once Upanishads (partes de la literatura védica), el Bhagavad Geetha (el libro más importante de filosofía india) y el Manu Smrti (uno de los libros de leyes más antiguos de Manu). Todas estas escrituras fueron compuestas hace más de 2500 años e influyen en el modo de vida indio hasta el día de hoy. Además de estas escrituras principales, este libro también hace referencias cruzadas a otras escrituras indias antiguas, como el Yoga Sutra de Patanjali, Sankhya Karika, Narada Bhakti sutra y Dammapada .

Algunos de los aspectos clave de cada una de estas tres escrituras principales (Upanishads, Bhagavad Geetha y Manu Smrti) se seleccionan y presentan en seis artículos breves y concisos. Al escribir estos artículos, se confía en los textos sánscritos originales con una reinterpretación mínima.

En la mayoría de los lugares se dan referencias adecuadas a los versos sánscritos originales, para impartir autenticidad a la traducción. Para ayudar a los lectores que no estén familiarizados con el sánscrito, también se proporcionan traducciones sencillas al inglés de estos versículos.

Este es un libro ideal para cualquiera que quiera tener una visión general rápida de la mayoría de las antiguas escrituras indias. El libro ofrece una gran cantidad de información y seguramente una clave para el tesoro de las antiguas escrituras indias.

02. Un Mantra pabra potenciar tus capacidades mentales [*A Mantra to enhance your mental capabilities*]

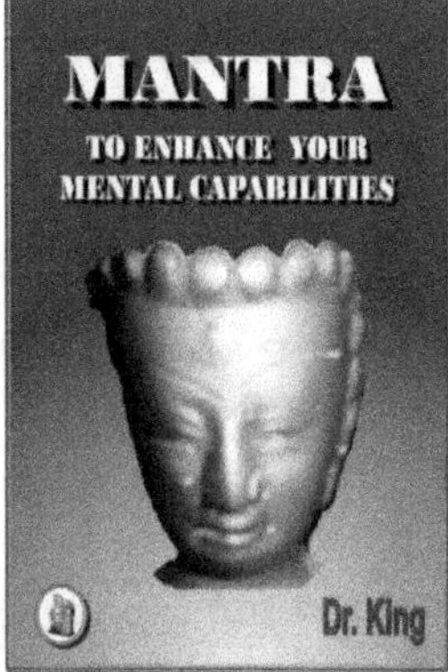

<u>Sinopsis del libro:</u> Durante miles de años, millones de personas han aprovechado un mantra que se cree que mejora las capacidades mentales. Aunque todavía se utiliza hoy en día, se ha convertido en prerrogativa de una pequeña minoría de personas y parece caer en el olvido.

Los estragos del tiempo han convertido seriamente este potente mantra en un artículo de fe religiosa y una superstición profundamente arraigada, privando a la gran mayoría de la realización de sus beneficios.

Este libro abre este mantra a todos aquellos que deseen mejorar sus capacidades mentales. Analiza varios aspectos de este mantra y explica paso a paso cómo cualquiera puede aprovechar este mantra.

01. Sobre la mente [*Around the mind*]

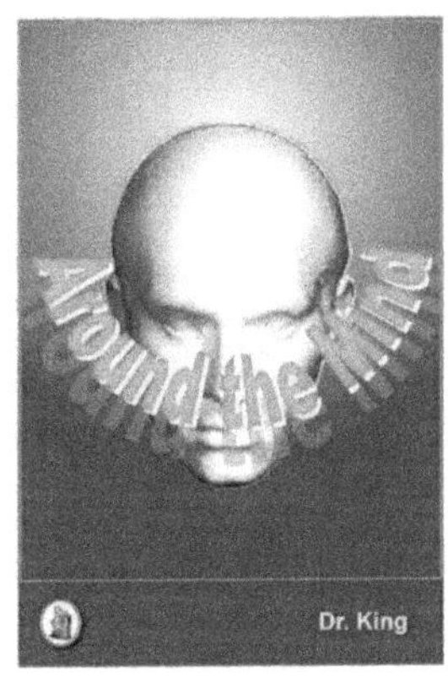

<u>Sinopsis del libro</u>: La mente puede ser probablemente lo más intrigante que ha fascinado a los seres humanos, tanto a los filósofos como a los científicos, durante miles de años.

Este libro resume nuestros puntos de vista científicos actuales sobre la mente, las preguntas que surgen debido a ese punto de vista, los esfuerzos de las filosofías antiguas para abordar estas preguntas y probablemente una posibilidad de ir más allá de los ámbitos del enfoque científico actual.

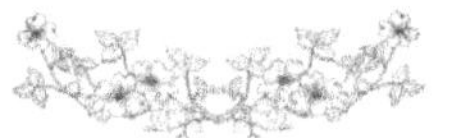

www.ingramcontent.com/pod-product-compliance
Lightning Source LLC
Chambersburg PA
CBHW050832260726

48660CB00006B/2189